药物临床试验质量管理规范丛书

药物临床试验伦理审查

ETHICAL REVIEW IN DRUG'S CLINICAL TRIALS

主编 宋茂民

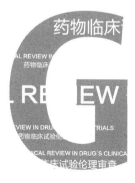
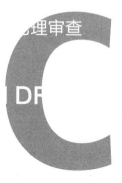
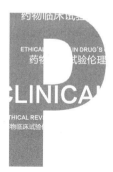

北京科学技术出版社

图书在版编目（CIP）数据

药物临床试验伦理审查 / 宋茂民主编. —北京：北京科学技术出版社，2019.1
（药物临床试验质量管理规范丛书）
ISBN 978-7-5304-9448-6

Ⅰ．①药… Ⅱ．①宋… Ⅲ．①临床药学－药效试验－医学伦理学－技术培训－教材 Ⅳ．① R969.4

中国版本图书馆 CIP 数据核字（2018）第 023807 号

药物临床试验伦理审查

主　　编：宋茂民
责任编辑：严　丹　宋玉涛
责任校对：贾　荣
责任印制：李　茗
封面设计：昇一设计
版式设计：天露霖文化
出 版 人：曾庆宇
出版发行：北京科学技术出版社
社　　址：北京西直门南大街16号
邮政编码：100035
电话传真：0086-10-66135495（总编室）
　　　　　0086-10-66113227（发行部）　0086-10-66161952（发行部传真）
电子信箱：bjkj@bjkjpress.com
网　　址：www.bkydw.cn
经　　销：新华书店
印　　刷：三河市国新印装有限公司
开　　本：720mm×1000mm　1/16
字　　数：265千字
印　　张：15.25
版　　次：2019年1月第1版
印　　次：2019年1月第1次印刷
ISBN 978-7-5304-9448-6/ R · 2466

定　　价：88.00 元

药物临床试验质量管理规范丛书

丛书主编 孙力光

丛书编委 （以姓氏笔画为序）

王　进　首都医科大学附属北京世纪坛医院

王　彦　首都医科大学附属北京中医医院

王少华　中关村玖泰药物临床试验技术创新联盟

王兴河　首都医科大学附属北京世纪坛医院

王来新　重庆迪纳利医药科技有限责任公司

王美霞　首都医科大学附属北京佑安医院

王淑民　首都医科大学附属北京同仁医院

白彩珍　首都医科大学附属北京天坛医院

曲恒燕　中国人民解放军第三〇七医院

刘　真　首都医科大学附属北京妇产医院

刘文芳　首都医科大学附属北京安贞医院

江　旻　北京大学肿瘤医院

孙力光　首都医科大学

肖　爽　首都医科大学附属北京中医医院

吴　伟　首都医科大学附属北京安贞医院

宋茂民　首都医科大学附属北京天坛医院

张　黎　中国人民解放军海军军医大学

林　阳　首都医科大学附属北京安贞医院

赵志刚　首都医科大学附属北京天坛医院

赵秀丽　首都医科大学附属北京同仁医院

曹　彩　国家食品药品监督管理总局食品药品审核查验中心

程金莲　首都医科大学附属北京中医医院

Simbab le Marin　中国医药生物技术协会

丛书统筹 齐　娜　首都医科大学

郜　文　首都医科大学

《药物临床试验伦理审查》

编者名单

主　编　宋茂民

副主编　赵志刚　王美霞　白彩珍

编　者　（以姓氏笔画为序）

王　猛　首都医科大学附属北京天坛医院

王佳庆　首都医科大学附属北京天坛医院

王春水　首都医科大学附属北京妇产医院

王美霞　首都医科大学附属北京佑安医院

白彩珍　首都医科大学附属北京天坛医院

朱　斌　首都医科大学附属北京天坛医院

江　欢　首都医科大学

宋茂民　首都医科大学附属北京天坛医院

赵志刚　首都医科大学附属北京天坛医院

盛艾娟　首都医科大学附属北京佑安医院

霍记平　首都医科大学附属北京天坛医院

丛书前言

药物临床试验质量管理规范（GCP）是药物临床试验全过程的标准规定，包括方案设计、组织实施、监查、稽查、记录、分析总结和报告，真实、规范、完整的临床试验，是药品安全性和有效性的源头保障。

2015 年 7 月起，原国家食品药品监督管理总局对药物临床试验数据进行了两批大范围核查和技术审评，这两批核查被称为"史上最严"临床试验数据核查。核查中发现，除数据真实性问题，很多药物临床试验的规范性和完整性也存在重大隐患，主要问题包括：部分临床数据缺失，导致无法判断药物有效性和安全性；违反 GCP 规定，如试验药品管理混乱、违背试验方案操作、生物样本分析不科学、方法学评价与样品检测交叉等。针对上述问题，原国家食品药品监督管理总局表示将以临床试验管理的薄弱环节和核查中发现的突出问题为切入点，全面开展临床试验相关培训工作，落实 GCP 相关规定，从源头上确保药品研发数据科学、真实、可靠。

原国家食品药品监督管理总局于 2017 年加入国际人用药品注册技术协调会（International Council for Harmonisation of Technical Requirements for Pharmaceuticals for Human Use，ICH），2018 年当选为 ICH 管理委员会成员。这意味着我国正在按照国际最高标准研发新药，探索适应我国国情、符合国际通行规则、高效运行的药物临床试验管理和评价技术新模式，提高创新药临床试验伦理审查能力和审查效率，培育国际水准的临床研究队伍和领军人物，深入研究临床医疗、临床研究与临床试验数据，推进临床医学成果转化，使优秀的医学科研成果尽早应用于人类的疾病预防和治疗。

近年来，国家行政主管部门、开展药物临床试验的医院、部分科研院所和部分企业分别开展过大量 GCP 培训，但截至目前，国内尚没有一套权威的、成体系的 GCP 丛书，这对 GCP 培训的规范化、制度化以及培训质量的提升都是不利的。

为此，首都医科大学组织有关专家编写药物临床试验质量管理规范丛书，编者均是工作在临床试验一线的临床试验研究者和管理经验丰富的中青年专家，大部分编者参与了我国 1998—2018 年国家药品监督管理史上的几次药品检查专项行动。他们从各自工作实践的角度审视、思考、总结并编撰了 6 个分册，分别从 GCP 政策法规、GCP 项目运行管理、GCP 伦理、早期临床试验、Ⅱ～Ⅳ期临床试验、生物样本分析等几个方面进行阐述，内容涵盖药物临床试验各方面的理论知识及操作技术，具有很强的实用性，可使受训者对药物临床试验的实施、管理及相关法规有全面透彻的了解。

本丛书也可供临床各专业医护人员、对药物临床试验感兴趣的药学人员和相关专业人员、医药院校学生、药物临床试验的管理者、临床试验产业链上的工作人员和稽查人员等阅读参考。

由于本丛书的编撰正处于 2015—2018 年国家药品监督管理提速改革时期，GCP 的相关知识和编者的认识也在不断发展和改变，书中难免出现错漏不足，敬请读者批评指正！

前　言

　　药物临床试验是新药研究中至关重要的关键环节，伦理审查是贯穿药物临床试验始终、确保受试者权益的关键步骤。本书通过介绍伦理审查的发展历程、我国伦理审查存在的问题，以及其他国家伦理审查的先进经验，旨在为我国伦理审查的建设和发展提供参考和借鉴意义。

　　本书分为八章。第一章重点讲解国际药物临床试验伦理审查的起源及发展。第二章重点讲解中国药物临床试验伦理审查的发展。第三章重点讲解中国伦理委员会的建设，包括中国伦理委员会建设存在的问题及对策。第四章重点讲解中国药物临床试验伦理审查，包括伦理审查要点、伦理审查的问题及对策、伦理审查面临的机遇与挑战。第五章和第六章分别讲解美国、欧洲和日本的伦理审查。第七章和第八章分别讲解 SIDCER（发展伦理委员会审查能力战略行动）认证及其认证要点、AAHRPP（美国人体研究保护项目认证协会）认证及其认证要点。附录主要包含伦理审查的常用表格、伦理网站，赫尔辛基宣言等内容。

宋茂民

C 目 录
CONTENTS

第一章

国际药物临床试验伦理审查的起源及发展

第一节　国际药物临床试验伦理审查的起源

作为医疗活动的组成部分，人体试验受到医疗伦理规范的约束。西方医圣希波克拉底（Hippocrates）为学医之人所订立的誓词，被认为是西方医学界最早的医疗伦理规范。该誓词确立了父权主义模式的"首先避免伤害"（拉丁语 primum non nocere，英语 first no harm）原则。然而由于时代的限制，人体试验中能够受到该原则保护的主体范围有限。在人体试验中对受试者保护的思想可以追溯到公元 12~13 世纪。迈蒙尼提斯（Maimonides，1135—1204）和罗杰·培根（Roger Bacon，1214—1293）就曾提出要谨慎对待所有在人体身上进行的研究。19 世纪，法国杰出的生理学家、现代试验医学之父克劳德·伯纳德（Claude Bernard，1865）说过："道德并不禁止在其邻居或他自己身上做试验。医学的原则和手术道德性就在于决不在人体身上进行可能会有任何伤害的试验，即使试验的结果可能对科学的进步（如对他人的健康）极有意义也是如此。"在他逝世后一个世纪的今天，他所建立的试验医学原则仍然被科学家广泛地引用。

在医学越来越需要进行研究而不能仅仅只依赖于经验时，就会有更多的考虑医学进展而较少考虑受试者安危的情况出现。伦理审查对于规范医学科学的研究与发展过程，从而更好地保障受试者的权利与利益具有十分重大的理论意义与现实价值。国际药物临床试验伦理审查起源于西方对医学研究史上所发生的反人道主义的大规模人体试验反思的结果。

1905 年，威廉·弗来彻（William Fletcher）为了研究脚气病的病因，在位于吉隆坡的一个收容所对其中的精神病患者进行了试验。他安排一半人只吃没有经过特殊处理的米，而让另一半人吃经过特别处理而含有维生素 B_1 的大米。在吃未经处理的大米的小组 120 人中，43 人患上脚气病，其中 18 人死亡。在另一组，123 人无人死亡且只有 2 人得了脚气病。该试验由于未给其中一部分人进行有效的治疗而造成了严重的后果。而在当时，这种行为在伦理上并未受到特别的谴责。另外一个典型的例子是对黄热病的研究，当时人们已经认识到蚊子可能传播黄热病，但不确定。在 1900 年，美国政府专门成立了一个关于黄热病的委员会，一位名叫沃尔特·里德（Walter Reed）的军医成为该委员会的主席。为此，里德进行了一系列研究，首先在委员会的成员自己身上进行，有意让蚊子叮咬他们，但当研究的一个成员死于黄热病后，其他成员决定不再冒这个险。里德决定招募西班牙工人做受试者，与他们签订了一份合同，但合同对黄热病的严重性轻描淡写，而对提供的医疗保健做了空洞的许愿。20 世纪 30 年代，美国发生了一起严重的"甘醇磺胺酏剂"临床药害，造成了 358 人中毒、107 人死亡。20 世纪 40 年代，英国又一起举世震惊的"甘汞"临床不良事件，导致了 585 人死亡。对这些有问题的涉及人的研究案例的揭发和披露，使得这些案例成为了医学研究史上的丑闻，但这些丑闻反过来也推动了人们对涉及人的生物医学研究的规范管理。

伦理审查体系也正是从这样一件件重大医学事件中吸取教训建立起来的，并越来越完善，越来越规范。不论是在国家层面，还是在国际层面，都先后制定了相应的伦理准则。

人类历史上第一个有关人体试验的立法源于 20 世纪初的德国。1900 年 12 月 29 日，德国普鲁士邦宗教、教育和医疗事务部颁布的《人体试验条例》规定："人体试验只有在有行为能力的成年人在被充分告知试验不良结果的基础上做出同意时才能进行。"但这一法令在 20 世纪初德国医药工业的迅猛发展中并未得到完全落实，二十世纪二三十年代德国医学界因在人体包括儿童身上所进行的试验和被医药工业利益所驱使而受到舆论的批评。1929—1930 年，柏林医学协会建议建立一个对人体试验进行审查的组织，虽然该建议没有落实，但是却成为人类历史上第一个提出对人体试验进行伦理审查的构想。

一、《纽伦堡法典》的出台（1947）

第二次世界大战期间，德国纳粹医生犯下了惨无人道的罪行，他们对纳粹集中营的囚犯进行试验，在犯人身上进行了疟疾、低温、绝育、高原反应等试验。第二次世界大战胜利后，1946—1947 年国际军事法庭在德国的纽伦堡对参与试验的纳粹医生进行了审判，去旁听纽伦堡审判案的人们，以为他们将要见到的是一些面目狰狞、凶神恶煞的罪犯。可是这些旁听者失望了，因为这些被告和他们长得没什么两样。这些医生也许是个好父亲，也许爱动物。但这些医生在达豪、奥斯维辛对有残疾的德国人和纳粹集中营的囚犯进行了残忍的人体试验。

　　纳粹在达豪、奥斯维辛、布痕瓦尔德、萨克森豪森等集中营，强迫那里的犹太人、吉卜赛人、战俘、政治犯接受过无数次活体"试验"。其中，最臭名昭著的就是"冷冻试验"。在此试验中，他们将犯人浸泡在冰水中或剥光衣服放在雪地里，观察一个人所能忍受的低温极限，观察和记录一个人被活活冻死的过程。有将近 300 名受害者被用来进行了约 400 次"冷冻试验"。在这些受害者中，被直接冻死的有 80 ~ 90 人，其余的被杀害或被摧残为精神病患者。类似的"试验"至少进行了 26 种：有的试验给人注射传染病病菌以评估新的抗菌药物的有效性；有的试验故意使受害者染上疟疾或斑疹伤寒以试验药物或疫苗的有效性；有的试验故意使受害者接触芥子气而造成创伤，以评估各种治疗芥子气烧伤方法的有效性；有的试验将人置于压力实验室内，观察他们在高压下停止呼吸的全过程；有的试验将人置于空军的减压舱，把空气抽掉，观察受试者是如何缺氧而死亡的，然后进行尸体解剖；还有的试验是强迫吉卜赛人只喝海水，看他们能活多长时间，等等。这些人体试验是纳粹的医生、生物学家打着增进科学知识的旗号做的，他们没有做出任何努力来降低受试者受到伤害的风险，没有告知受试者试验会发生什么，不给受试者机会表示同意或者拒绝。

　　日本侵略军在侵华战争期间，建立了一批从事人体细菌战试验的杀人工厂，其中最为臭名昭著的就是位于中国东北辽宁省平坊的 731 部队，即石井支队。731 部队的工作人员总数达到 5000 名，包括 300~500 名医生和科学家，600~800 名技术员。大多数受害者是中国爱国者或游击队员，还有些是无家可归者、吸鸦片者、智残者、战俘、外国间谍等。受害者有中国人、俄罗斯人、朝鲜人、蒙古人和其他国家的人。试验内容包括：强迫使人感染鼠疫、炭疽、气性坏疽或伤寒；对染上疾病的人行活体解剖，收集血液和新鲜组织器官以备进一步研究之用；在严寒和野地进行冷冻和细菌弹联合试验等。1941—1945 年，至少有 3000 人死于石井支队。这个数目尚不包括 1941 年以前死亡的人数以及在日本侵华战争期间死于其他死亡工厂的人数。据估计，至少有 5000~6000 人死于长春、牡丹江、南京等地的细菌战死亡工厂。

　　纳粹的试验以及医生参与的上述试验，引发了很多重要的伦理和科学问题，要求人们进行分析和给予回答。著名的纽伦堡"审判医生案"从 1946 年 12 月 9 日持续至 1947 年 8 月 20 日，最后 23 名受审医生，7 名被判处绞刑，9 名被判处无期徒刑或 10 年以上徒刑。当其中一些纳粹医生提出无有关法律条款能判定医学研究的合法性时，当时作为医学顾问的里奥·亚历山大（Leo Alexander）撰写了界定医学研究合法性的 6 项条款，法庭在此基础上添加了 4 项条款，这 10 项条款形成了堪称第一部医学研究伦理的法典——《纽伦堡法典》。

《纽伦堡法典》有 10 条基本伦理原则：①必须获得受试者的自愿同意；②研究目的是为了社会利益；③研究必须以可靠的理论为基础，且有动物实验为依据；④进行研究必须力求避免对受试者造成肉体及精神上的痛苦和创伤；⑤一旦预知可能造成严重的伤害或死亡，该研究不得进行；⑥研究对于受试者的危险性不得超出预期研究结果能带来的益处；⑦研究之前必须有保护受试者的适当措施；⑧只有资质合格的人员才能实施研究；⑨受试者可以随时退出研究；⑩当有理由相信继续研究会对受试者造成伤害或死亡，必须提前终止研究。

作为国际社会制定颁布的规范人体试验的第一部道德法典，《纽伦堡法典》的出台在科研伦理的发展史中具有里程碑式的意义，第一次提出受试者参加研究必须是自愿的和知情同意的，其提出的规范人体试验的基本原则与规范，不仅为揭露、谴责与惩戒二战中德国法西斯军医惨无人道的人体试验暴行提供了基本的法律依据，同时也为规范作为医学科学研究必经阶段与环节的人体试验提供了科学规制。法典的颁布使国际社会各个国家密切重视了人体研究，为之后法规文件的颁布奠定了基础，成为以后所有关于人体研究伦理学文件的蓝本。《纽伦堡法典》的精神首先被反映在 1948 年联合国的《世界人权宣言》中，并被联合国最早的 51 个成员国所接受。

二、《赫尔辛基宣言》的形成（1964）

虽然《纽伦堡法典》是一部具有重要地位的国际伦理准则法典，但是，因为其鲜明的战争背景，缺乏可操作性，在实际研究工作中并没有发挥太大作用。二战后侵害受试者权益，导致受试者受到伤害的事件仍时有发生，并在公众中产生了强烈的反响。二战后，为了找到治疗战士们所患的各种疾病的方法，美国医疗委员会向各大学、医院和研究机构投入了巨额资金用于相关研究。有的试验者将癌细胞移植到精神紊乱的老年人身上,以研究人体的免疫反应;有的试验者给智力障碍儿童收养机构中的儿童喂食肺炎病毒以研究其病因并试图研究出一种疫苗;有的试验者以放射性物质照射受试者以评估在发生核攻击时公众可能遭受的损害程度。20 世纪 50 年代,研究人员与专门收留智力障碍儿童的纽约威洛布鲁克州立学校商定,如果儿童参与肝炎研究,接触有活性的肝炎病毒,那么学校就允许其不用排队而直接入学。在研究持续的 14 年间,共有 700 多名儿童为了早日入学而参加了这项不道德的研究。最终,有人将医院推上法庭,医院被迫公开研究记录。1986 年,美国国会众议院能源与商业委员会下属的一个委员会发表了名为《美国核试验小白鼠:三十年间对美国公民的放射性试验》的报告。该报告揭露了二战后到 20 世纪 70 年代,美国共有大约 695 人参与了 31 个有关放射性物质的人体试验。

在此期间,《纽伦堡法典》以及其他一些人体试验的伦理规则广为人知。1953 年,美国国立卫生研究院(National Institutes of Health,NIH)颁布了一项联邦政策,要求在开始 NIH 的临床研究前,必须对临床研究项目进行独立审查。这一政策奠定了伦理委员会(Ethics Committee,EC)审查临床试验的基础。1964 年,世界医学会在赫尔辛基通过并发表了《医学人体试验伦理原则》,即一般所称的《赫尔辛基宣言》,第一次以国际医学组织伦理规则的形式规范了人体试验应当遵守的伦理原则。该宣言此后进行了多次修订,由医学会亲自执笔,所以很多一线医学人员都很关注。此宣言详细地阐述了药品临床研究的道德准则和操作规范,也是关于人体试验的国际历史上的第二个文件,它和第一个文件即《纽伦堡法典》相比,更加具体和完整。

《赫尔辛基宣言》与《纽伦堡法典》略有不同,主要体现在:①允许当受试者在法律上或身体上没有行为能力表示同意时通过代理人的同意来参加研究;②区分了治疗性研究与非治疗性研究;③首次提出了伦理委员会审查生物医学研究的职责。

《赫尔辛基宣言》主要分 3 个部分,其主要原则如下。

1. 第一部分(5 条基本原则)

(1)临床研究必须符合道德和科学的原则,应该建立在实验室和动物实验或其他科学事实的基础上。

(2)临床科研应该只能由那些在科学上有资格的人来做,而且在有资格医务人员的监督之下。

（3）除非在研究目的的重要性和试验给受试者带来的风险两者相当的情况下，否则，临床科研不能进行。

（4）每个科研项目应该在事前仔细评估其风险，并和其可能给受试者或其他人带来的可预见的好处加以比较。

（5）对那些由于药物或试验程序本身可能引起受试者人格变化的科研，医生应该特别小心谨慎。

2. 第二部分（有关与医疗结合的临床科研）

（1）医生若判断此新治疗方法能挽救患者的生命、帮助患者恢复健康或减轻其痛苦的情况下，就可以自由使用；但需保证对患者充分解释，并得到患者的心口如一的同意。若患者法律上没有资格，由其法定监护人决定。若患者生理上没有能力，可由其法定监护人代替。

（2）宣言认为医生可以把科研和医疗结合在一起，但只限于对患者有治疗价值的被证实的科研。

3. 第三部分（纯粹科研）

（1）在把纯粹的科学知识应用在人身上时，保护受试者的生命和健康是医生的义务。

（2）医生有责任向受试者解释科研的本质、目的和风险。

（3）若没有得到受试者的知情同意，科研是不能进行的，如果受试者法律上没有资格做决定，可以由其法定监护人决定；受试者应处于（或被提供）生理、心理和法律上都能充分行使自己权利的状态；作为规则，同意应该是书面的，即便得到受试者的知情同意，科研人员的责任仍然存在。

（4）科研人员必须尊重受试者的权利，保护其人格尊严和完整性，对那些与科研人员有依赖关系的受试者的保护尤其要注意；在科研进行的任何阶段，受试者或其法定监护人都有权利撤出试验；科研人员若判断继续进行试验可能对受试者造成伤害，科研人员也应中止试验。

《赫尔辛基宣言》提出，在方案实施前要对方案进行独立的伦理审查。其目的是出于对研究者在研究中存在利益冲突，可能会影响其理性判断及决策的考虑，同时为了避免研究过分追求社会效益而滥用受试者。

《赫尔辛基宣言》是国际广泛认可和使用的极为重要的人类医学研究伦理准则，很多国家已将这一宣言吸收进本国的法律，成为规范临床研究的主要依据，其影响广泛而深远。

第二节　国际药物临床试验伦理审查的发展

《纽伦堡法典》和《赫尔辛基宣言》出台后，冷战的紧张气氛和面临许多致命性疾病的压力，给了医学界一个不用考虑有关伦理标准的借口，以美国为代表的西方国家却没有得到应有的关注和重视。此后相当长一段时间里，西方在人体试验领域没有制定和实施任何有关伦理审查的法律规范，伦理审查处于相对停滞状态。这种状况一直延续到《贝尔蒙报告》（Belmont Report）的出台。随着医学的发展和进步，涉及人体临床研究的项目日益增多，伦理审查也越来越受到重视，一系列的国际伦理审查规范和指南也陆续形成，伦理审查也越来越规范，对临床研究起到了指导和规范的作用。

一、贝尔蒙报告（1979）

二十世纪六七十年代，正值美国人权运动风起云涌之时，在此期间发生的两个事件使人们重新认识到《纽伦堡法典》和《赫尔辛基宣言》的价值和意义，使保护受试者权益成为一种社会主流意识，推进了美国人体试验伦理审查的结构性变革。

其中一个事件是在1966年，哈佛大学医学院亨利·比彻（Henry Beecher）教授在《新英格兰医学杂志》发表了一篇题为《伦理学和临床研究》的论文，该论文列举分析了战后22个"伦理上应受到怀疑"的人体试验。这些试验包括在已经知道注射青霉素可以防治风湿热的情况下，对于试验对照组的109人除了给予安慰剂以外未给任何治疗；为研究人类对癌症的免疫功能，向22个受试者注射肺癌细胞，而只告知受试者会被注射一些"小细胞"；为研究正常的膀胱是否会发生尿液逆流，对 26 个出生不满 48 小时的婴儿进行 X 线照射和插管。在这些试验中，没有任何迹象显示受试者的知情同意权受到了保护。

另一个事件就是臭名昭著的"塔斯基吉梅毒试验"。在美国，"塔斯基吉梅毒试验"是令不少非洲裔美国人闻之色变的术语名词，已成为种族主义的代名词之一。美国公共卫生署（USPHS）自 1932 年起授权塔斯基吉研究所启动一项"塔斯基吉梅毒试验"，其全称为"针对未经治疗的非洲裔美国人男性梅毒患者的试验"。研究的主要目的是追踪男性非洲裔美国人中未经治疗的、处于潜伏期的梅毒患者的自然演变史，研究要求做体检、X 线检查以及腰椎穿刺。研究设计中没有考虑给受试者提供治疗，尽管当时医学界一致认为必须进行治疗。面对免费治疗等条件的诱惑，399 名感染梅毒的非洲裔美国人男子和 201 名没有感染梅毒的非洲裔美国人男子在不知情的情况下成为"试验品"。这项试验违背人性之处在于，研究人员隐瞒事实真相，有意不对这些梅毒感染者提供任何治疗。这个研究存在以下问题：第一，没有告诉受试者这是一项研究，没有告诉受试者的身体状况及存在的风险；第二，1940 年后期青霉素上市后，当时可以有效治疗该病，但是受试者没有得到治疗的机会，研究人员还试图向受试者隐瞒该信息；第三，受试人群是一些弱势群体，他们大都是文盲，是地位低下的贫困非洲裔美国人。

塔斯基吉梅毒试验持续了 40 年之久，尽管它早就应该被终止。在研究持续期间，USPHS 在一些医疗单位已经开始使用青霉素治疗梅毒，到 1945 年，医学界已经很清楚青霉素能够有效地治疗梅毒，包括那些对次水杨酸铋和砷凡纳明耐药的患者，后两种药物在当时被认为是梅毒的标准治疗。医学杂志已发表的一系列文章表明无治疗的受试者比对照组的病情明显严重，预期寿命也大为减短。塔斯基吉梅毒试验具有深远的影响，隐瞒当事人长达 40 年，使大批受试者及其亲属付出了健康乃至生命的代价。尽管美国政府在 20 世纪 70 年代东窗事发后下令彻查、予以赔偿，并最终于 1997 年给出了迟到的道歉，却无法挽回对受试者造成的莫大伤害。

塔斯基吉梅毒试验曝光后，在公众的呼吁下，1974 年 7 月 12 日，国家研究法案（公共法则 93348）立法，由此成立了保护参加生物医学和行为学研究人体试验对象的国家委员会，其主要任务是了解学习所有的有关人体试验的伦理准则，学习之后探索怎样运用到工作中去。该委员会对"①常规医疗与生物医学研究的界限；②对危险及利益标准的评估在决定涉及人体试验对象科研的适当性中所起的作用；③选择参与科研的人体试验对象的准则；④各种情况下知情同意书的定义和性质"这四个方面进行了仔细思考，于1979年形成了《贝尔蒙报告》。

《贝尔蒙报告》在回顾了《纽伦堡法典》《赫尔辛基宣言》和以往美国有关人体试验的规则的基础上，主要讨论了以下三个方面的问题。

第一，关于治疗与试验的界限。报告指出，"治疗"是指单纯为了患者的利益并且有合理的取得成功的期待的干预性行为。治疗的目的是向特定的人提供诊断、预防或者治疗。相反，"试验"是为了验证假设、得出结论，最终促进知识的发展。当然，并非所有与标准或者普遍认同的治疗方法不同的行为都是试验，而且有时治疗和试验是同时进行的。作为一项总体原则，只要在一项活动中有试验性因素，就应当基于保护受试者的需要进行审查。

第二，基本伦理原则。《贝尔蒙报告》总结了在人体试验中必须遵循的三项基本伦理原则：尊重人（respect for person）、有利（beneficence）和公正（justice）。

第三，实现基本原则的方法。《贝尔蒙报告》指出，实现上述三项基本原则，必须依赖于三个方法。第一个方法是知情同意（informed consent）。对人的尊重原则要求受试者在其行为能力的程度内，获得选择参加或者不参加试验的机会。知情同意应当包括三个因素：信息、理解和自愿。第二个方法是对风险与受益的评估（assessment of risks and benefits）。对风险和受益进行评估是利益原则的要求。风险是在试验中发生伤害的可能性，不仅包括对受试者健康的、心理上的伤害，也包括法律上的、社会的和经济的伤害。受益是指通过试验可能取得对健康或者福利的成果。对于风险和伤害应当根据全部现有的信息进行综合的系统的评估。第三个方法是受试者的选择。合理地选择受试者是公正原则的要求。公正选择受试者有两个层面上的问题：个人层面和社会层面。在个人层面上的公正选择要求试验者在选择上要公平，即不应当将可能有益的研究纳入他们喜欢的患者，也不应当将具有风险的研究纳入他们不喜欢的患者。社会层面的公正选择要求社会应当根据不同类别的人承担负担的能力和对其施加额外负担的正当性，决定是否允许某一类的人参与人体试验。

《贝尔蒙报告》没有对加强人体监管的问题提出具体建议，而是就有关人体试验的整体政策和伦理标准提出了系统全面的意见。报告在《纽伦堡法典》《赫尔辛基宣言》的基础上，针对美国人体试验的情况就人体试验的伦理进一步发展，其提出的三大原则，对人体试验的伦理与法律的研究具有非常重要的意义。

二、联邦法规 45 CFR 46（1981）

在这一系列事件的推动下，美国人体试验法律规范进行了联邦层面的改革。1981 年，针对美国健康及人类服务部（Department of Health and Human Services，HHS）资助的研究项目，颁布了联邦法规第 45 部分第 46 段（45 CFR 46），45 CFR 46 包含 A、B、C、D 四个部分。45 CFR 46 出台后，1991 年，A 部分被修订，联邦政府把它作为联邦政策，称为共同规则，指出伦理审查和知情同意是保护受试者的两大措施。B、C 和 D 部分规定了对弱势人群的额外保护办法，分别规定了孕妇、囚犯和儿童等弱势群体在参加临床试验时的特别保护条款。根据国家委员会的建议，该法规规定了伦理委员会的会员资质和功能，并具体细化了伦理委员会在审查决定是否通过研究项目时所采用的标准。该法规还描述了知情同意书中应当涵盖什么类型的信息，以及如何记录受试者的知情同意。美国政府因此设置了伦理审查委员会（Institutional Review Board，IRB）以审查涉及人体受试者的科学研究。从此，医学伦理审查制度在西方国家运行了近 40 年，成为保护临床试验中受试者的重要措施。

三、国际人体生物医学研究伦理指南（1982）

1982 年，国际医学科学组织理事会（Council for International Organizations of Medical Sciences，CIOMS）联合世界卫生组织（World Health Organization，WHO）共同商议制定了《国际人体生物医学研究伦理指南》（*International Ethical Guidelines for Biomedical Research Involving Human Subjects*），对《赫尔辛基宣言》进行了详尽解释，分别于 1993 年和 2002 年对指南进行了两次修改。该指南的目的是让各地考虑自身的实际情况运用这个伦理准则，使全国各地的人体研究有更加规范的法规指南，以及确定和完善伦理审查机制，运用伦理原则开展研究。1993 年，WHO 和 CIOMS 对此指南做了修订，然后联合发表了《伦理学与人体研究国际指南》和《人体研究国际伦理学指南》，特别肯定了人体试验研究能使一些缺乏有效预防治疗措施的疾病患者受益，而且是唯一受益的途径，因此不应剥夺如艾滋病、恶性肿瘤等严重疾病患者或危险人群可能通过参与人体试验受益的机会。2002 年，CIOMS 与 WHO 又修改制定了《国际人体生物医学研究伦理指南》，其主要阐述了人体生物医学研究中主要伦理问题的考虑要点，如人体生物医学研究的伦理合理性与科学性、国外机构发起研究的伦理审查、个体的知情同意、前瞻性研究受试者必须知晓的信息、招募受试者、参加研究的受益和风险、研究中涉及不能给予知情同意的受试者时关于风险的特殊限定、在资源有限的人群和社会中的研究、临床试验中对照的选择、涉及弱势人群的研究、保守机密等共 21 个问题。

四、药品临床试验规范管理指南（1993）

《涉及人的生物医学研究国际伦理准则》和《赫尔辛基宣言》作为各个国家医学组织和个人所公认、遵循的人体试验研究的伦理学原则，得到了各国家和地区的重视。但将人体研究的伦理审查作为国家法律法规并真正确立实施，在各国家和地区的发展状况存在明显的差异与差距。欧共体在 20 世纪 80 年代开始商讨适合欧共体各国的统一的药物临床试验质量管理规范（Good Clinical Practice，GCP），并于 1991 年 7 月颁布了《欧共体国家药品临床试验规范》。此外，其他国家如韩国（1987）、北欧国家（1989）、日本（1989）、加拿大（1989）、澳大利亚（1991）等，也陆续颁布了各自的 GCP。

为在人体进行生物医学研究而建立供全球采用的标准，WHO 借鉴了各国的 GCP 指南，尤其是一些高度发达国家如澳大利亚、加拿大、欧共体国家、日本、北欧国家和美国已颁布的规定，于 1993 年起草了《药品临床试验规范管理指南》。该指南明确：伦理委员会的工作目的是保证参与试验的受试者的权利和福利受到保护，并提供公众保证，特别在预先阅读试验方案时。伦理委员会的工作由《赫尔辛基宣言》所指导，并受国家的和其他有关国际规章的约束。伦理委员会的建立与运作应保证执行任务时无偏向，不受研究者的任何影响。伦理委员会应该以公众认可的政策和程序作为工作基础，应该包括：授权建立此委员会的当局，选出的委员会成员、人数及其资格，规定审阅内容、干预的权力，以及保持其工作的记录。会议的次数，及如何与研究者（或）和申办者相互协调也应给予规定。对于临床试验方案设计（包括附件）和获得受试者书面知情同意书的方法是否合适，申办者和（或）研究者必须咨询有关的伦理委员会。伦理委员会对研究的伦理道德有执行的责任，因此，必须将所有后来增补的试验方案、试验中出现的可能影响试验对象安全或试验中发生的严重不良事件告知伦理委员会。如要对试验的伦理方面做再评估，应征求伦理委员会的意见。如对试验方案改变或新信息的重要性有疑问，应咨询伦理委员会。在伦理委员会发布其对试验程序的赞同意见并书面记录在案之前，受试者绝不能进入试验。伦理委员会应在合理的时间内以书面形式发出其意见或建议，清楚确认该试验试验方案、详细列出研究过的文件细目，并签署审阅日期。还应附有出席伦理委员会会议的人员名单，包括其专业状况。伦理委员会在接到一份临床试验方案的提交之后应考虑以下各点。

①以伦理委员会可得的足够报告为基础，对提议进行试验的研究者按其资格、经历、下属人员配备，及已有的设备条件等考虑接受的可能性。②试验方案的合理性，包括研究的目的，对预见危险性的评价和对受试者的利是否大于弊的判断，试验方案设计的有效性，即在受试者受到最小的危险情况下获得预期的结果。③招募受试者的方法，提供必要的、适当的信息的方法和获得知情同意书的方法。一旦受试者为等级结构的或易受损的人群中的成员，伦理委员会应对此特别注意。④信息的充分性与完整性。给受试者及其亲属、亲友、监护人，以及必要时合法代表的信息应以上述人员能理解的文字书写，并必须将其定稿递交伦理委员会。⑤如有受试者死亡、受损失或损伤的情况与临床试验有关，给予补偿或治疗的条款，以及为研究者和申办者的责任而支付的任何保险或赔偿的细节。⑥按当地法律与法规要求，申办者给管理部门、研究者及有关受试者报酬或补偿的适当范围和方式。⑦是否接受对试验方案的修正，因修正可能会影响受试者的安全性或试验的执行。

五、国际人类用药注册技术要求协调会议药物临床试验质量管理规范（1991）

随着医药技术的不断发展和国际合作的日渐加深，国际多中心药物临床试验也越来越多，多中心伦理审查中出现的问题也越来越为突出。例如，多中心国家之间的伦理标准冲突，多中心伦理审查质量存在差异，药物试验方法与伦理原则的矛盾等。伦理法规众多，但是其实每个国家的总体原则是一样的，根据自己的国情来制定，所以在具体的操作和规定方面存在差异，一个新药可能会在两个国家都做临床试验，这就使研发成本大大提高。面对如此困境，为了协调药物研发的法规和指南，很多国家政府都意识到需要有效的质量管理体系，统一各国 GCP 的必要性，所以就在这种背景下产生了国际人类用药注册技术要求协调会议（International Conference on Harmonization of Technical Requirements for

Registration of Pharmaceuticals for Human Use, ICH）。ICH 的成员国是欧洲国家、美国和日本，主要组成机构包括欧共体［后为欧洲联盟，具体工作由欧洲药品评价局（EMEA）负责］、欧洲制药工业协会联合会、美国食品和药物管理局、美国药物研究和生产联合会、日本厚生省和日本制药工业协会。1991 年第一次国际协调会议召开的目的是对人用药物注册技术要求取得国际上的协调一致，在世界范围内制定出国际标准统一的 GCP，也即 ICH-GCP（International Conference Harmonization-Good Clinical Practice），ICH-GCP 中对伦理委员会的职责、组成、职能、运作、程序、记录都做了相应的描述和规定。第一次国际协调会议召开后，得到了很多国家的支持。欧盟药品审评机构 EMEA 提出明确要求，自 1997 年 1 月 1 日起，所有在欧盟成员国开展的临床试验必须遵循 ICH-GCP 的标准，并由 ICH-GCP 取代了原来的《欧共体国家药品临床试验规范》。1997 年，美国将 ICH-GCP 纳入本国法律，同时要求所有在其他国家和地区开展的临床试验在美国提交新药上市申请时，必须保证这些试验是遵照 ICH-GCP 完成的。同年，日本政府也宣布开始实施 ICH-GCP。由此可以看到，实施 ICH-GCP 已经成为药物临床试验管理的必然要求，也是与国际接轨的内在需要。药物临床试验管理标准的一致化发展标志着世界的药物临床试验规范化管理进入了国际统一标准的时期。2001 年，《欧盟临床试验指导》颁布。欧盟临床试验指导的主要目的是简化和协调欧盟的医药临床试验的管理规定和批准程序，为欧盟按照 GCP 进行人体临床试验提供法律性和框架性文件，并使受试者的需求和权利在临床研究中都得到充分的保护。

六、生物医学研究伦理审查委员会操作指南（2000）

WHO 在 2000 年发布了《生物医学研究伦理审查委员会操作指南》（*Operational Guidelines for Ethics Committees That Review Biomedical Research*）。WHO 发布该指南的目的是为了提高生物医学研究伦理审查的质量和一致性，旨在补充现有的法律、法规与惯例，并在此基础上，各国伦理审查委员会能够制定其各自的书面程序以发挥它们在生物医学研究中的作用。指南在"伦理审查系统的建立"一节提出，国家、机构和社会团体应努力建立伦理委员会和伦理审查系统，以最大限度地保护受试者，并为生物医学研究在科学和伦理方面可达到的最高质量做出贡献。政府应适当地促进国家、机构和地方建立独立的、多学科的、多部门的、成员是兼职的伦理委员会。伦理委员会需要行政上和财政上的支持，需要建立各级伦理审查相互联系的程序，以保证审查的一致性和促进合作。国家、机构和地方委员会之间需要建立合作和交流的机制，以保证畅通、有效的交流，并促进国内伦理审查的发展和伦理委员会成员的继续教育。此外，对一个国家内多地点或多个国家进行的生物医学研究方案，还需建立审查程序。应建立区域、国家和地方多层次的伦理审查网络，以保证发挥生物医学审查的最大作用，同时也保证接受社会各方面的意见。同时，该指南还对伦理审查委员会的作用、组成，伦理审查的程序、内容、文件、档案等进行了具体说明。需要指出的是，2002年 WHO 颁布了《伦理审查工作的视察与评价——生物医学研究伦理审查委员会操作指南的补充指导原则》（*Surveying and Evaluating Ethical Review Practices, A Complementary Guideline to the Operational Guidelines for Ethics Committees That Review Biomedical Research*），对 2000 年的《生物医学研究伦理审查委员会操作指南》进行了补充规定，目的是使审查程序更加易于操作，建立有助于伦理审查委员会教育培训的方式，提升公众对涉及人类受试者研究的伦理审查的信心，帮助处于发展中的伦理审查体系有关的政府行政当局和国家协会改进伦理审查的管理规范。

参考文献

[1] 陈元方, 邱仁宗. 生物医学研究伦理学 [M]. 北京: 中国协和医科大学出版社,2003:7-31.

[2] 汪秀琴. 中医药临床研究伦理审查平台与能力建设 [D]. 南京: 南京中医药大学,2008:1-7.

[3] 满洪杰. 人体试验法律问题研究——以受试者权利保护为核心 [D]. 上海: 复旦大学,2009:5-18.

[4] 林义顺. 临床研究中保护人类受试者——历史与美国现状 [J]. 福建医科大学学报 (社会科学版),2005,5(6):92-95.

[5] 黄春春, 陈昭辉. 论医学伦理委员会的意义和发展 [J]. 中国医学伦理学,2005,18(2):62-68.

[6] GALLIN J I,OGNIBENE F P. 临床研究规范与准则: 伦理与法规 [M]. 时占祥, 冯毅, 译. 北京: 科学出版社,2013:20-21.

[7] 张雪, 尹梅. 伦理审查委员会——理论研究及实践探索 [M]. 北京: 高等教育出版社,2014:12-25.

[8] ROTHMAN D J.Strangers at the bedside[M].New York:Basic Books,1991:23-24.

[9] KASTEN F H.Paul Ehrlich:pathfinder in cell biology.1.Chronicle of his life and accomplishments in immunology,cancer research,and chemotherapy[J]. Biotech Histochem,1996,7(1):2-37.

[10] MARK D.Hiller,Medical Ethcis and the Law[M]. Cambridge MA:Ballinger Publishing Company,1981.

[11] Nuremberg Military Tribunal，The Nuremberg Code[Z].Trials of War Criminals Before the Nuremberg Military Tribunal Under Control Council Law No.10.Washington,DC:US Government Printing Office,1949:181-182.

[12] World Medical Association(WMA). Declaration of Helsinki. Ethical Principles for Medical Research Involving Human Subjects,2000.

[13] Office of the Secretary.The Belmont Report.Ethical Principles and Guidelines for the Protection of Human Subjects of Research .The National Commission for the Protection of Human Subjects of Biomedical and Behavioral Research[EB/OL].（1979-04-18）.https://www.hhs.gov/ohrp/regulations-and-policy/belmont-report/index.html.

[14] U.S.Code of Federal Regulations.Title 45 Part 46 [EB/OL]. https://www.hhs.gov/ohrp/regulations-and-policy/guidance/faq/45-cfr-46/index.html.

第二章

中国药物临床试验伦理审查的发展

第一节　中国药物临床试验质量管理规范发展概况

中国 GCP 的引入、推动至实施经过了约 10 年的时间。自 1986 年起，中国便开始酝酿制定 GCP 法规及启动临床试验机构的建设，并于 1998 年 3 月制定了《药品临床试验管理规范》的试行方案；1999 年 9 月 1 日《药品临床试验管理规范》正式颁布实施。然而加入世界贸易组织（World Trade Organization，WTO）后，由于该规范部分条款与国际公认准则不相符，原国家食品药品监督管理局（SFDA）根据《中华人民共和国药品管理法》《中华人民共和国药品管理法实施条例》，参照国际公认原则，重新制定了《药物临床试验质量管理规范》，并于 2003 年 9 月 1 日正式颁布实施。

中国 GCP 总则明确指出，GCP 是临床试验全过程的标准规定，包括方案设计、组织实施、监查、稽查、记录、分析总结和报告，凡进行各期临床试验（包括人体生物利用度或生物等效性试验），均须按本规范执行，所有以人为对象的研究必须符合《赫尔辛基宣言》，即公正、尊重人格、力求使受试者最大程度受益和尽可能避免伤害。GCP 的三个核心内容为：保护受试者权益、试验的科学性、数据的质量。中国 GCP 的主要内容涵盖：临床试验前的准备与必要条件规定；受试者的权益保障，受试者的权益、安全和健康必须高于对科学和社会利益的考虑；临床试验方案包括的内容及方案修订的要求；伦理委员会、研究者、申办者及监查员在实施临床研究时的责任；临床试验数据记录与报告、数据管理与统计分析；试验用药品的管理；质量保证；多中心临床试验的计划和组织实施考虑要点以及在临床试验前、进行中及完成后要求的重要基本文件清单。

与欧美国家的 GCP 不同，中国药物临床试验具有自己的明显特色。为贯彻执行《中华人民共和国药品管理法》及《中华人民共和国药品管理法实施条例》，加强药物临床试验的监督管理，确保药物临床试验在具有药物临床试验资格的机构中进行，原国家食品药品监督管理局和原卫生部共同制定了《药物临床试验机构资格认定办法（试行）》，并实施药物临床试验机构的资格认定，同时对原国家药品临床研究基地进行复核检查。药物临床试验机构的前身即为临床药理基地，其成立之初的职责是统一管理本医疗单位的药物临床试验项目，并于1983年、1986年和1990年先后分三批批准了46个临床药理基地，涵盖100多个专业学科。1996年，原卫生部验收了原基地和受理了新基地申请，并于1998年2月和4月公布第二批临床药理基地，自此原卫生部确定的临床药理基地达到113个，专业种类数达到70个，临床医院数达到152个。随着《药品临床试验管理规范》的颁布，中国药物临床试验逐渐步入正轨。截至2016年，已认定的药物临床试验机构已超过450家，包括数千个专业科室获得国家批准认证。

随着中国药品研发和临床试验科研水平的不断提高，以及药品法律法规的日渐完善，中国药物临床试验机构也在不断地发展与完善。目前中国的临床试验已与国际接轨，分为Ⅰ～Ⅳ期，各期之间存在着有机的联系，密不可分。每一期临床试验都需要制定妥善的计划、方案及评价标准，以保证试验的科学性，从而客观地评价药物的安全性和有效性。

Ⅰ期临床试验：初步的临床药理学及人体安全性评价试验。观察人体对于新药的耐受程度和药代动力学，为制定给药方案提供依据。

Ⅱ期临床试验：治疗作用初步评价阶段。其目的是初步评价药物对目标适应证患者的治疗作用和安全性，也包括为Ⅲ期临床试验研究设计和给药剂量方案的确定提供依据。此阶段的研究设计可以根据具体的研究目的，采用多种形式，包括随机盲法对照临床试验。

Ⅲ期临床试验：治疗作用确证阶段。其目的是进一步验证药物对目标适应证患者的治疗作用和安全性，评价利益与风险关系，最终为药物注册申请的审查提供充分的依据。试验一般应为具有足够样本量的随机盲法对照试验。

Ⅳ期临床试验：新药上市后应用研究阶段。其目的是考察在广泛使用条件下的药物的疗效和不良反应，评价在普通或者特殊人群中使用的利益与风险关系以及改进给药剂量等。

由于中国人口众多，患者数量庞大，开展临床试验的患者招募速度快，且较欧美国家更为低廉的试验成本，使得中国成为开展国际多中心试验的优选国家之一。与此同时，快速增长的医药市场，使得加快在中国上市新药的速度尤为重要，从而使得中国成为国际制药企业开展临床试验的不二之选。目前在中国开展的临床试验，多为制药企业发起的评价药物安全性和疗效的试验，其牵头的研究者往往是该治疗领域的著名医生。通过广泛的参与，中国的临床试验水平已逐步得到国际认可，同时也学到了国外许多先进的管理方法、研究设计理念和质量控制手段等。

近年，中国在药物临床试验领域，取得了较为长足的发展，但依然在全球药物临床试验研发体系中居于较为落后的位置。要使药物临床试验在中国快速发展，与国际接轨，需要中国政府、医院管理层、临床试验专家及制药企业等多方共同努力及通力合作。

附：临床试验保存文件

一、临床试验准备阶段

	临床试验保存文件	研究者	申办者
1	研究者手册	保存	保存
2	试验方案及其修正案（已签名）	保存原件	保存
3	病例报告表（样表）	保存	保存
4	知情同意书	保存原件	保存
5	财务规定	保存	保存
6	多方协议（已签名）（研究者、申办者、合同研究组织）	保存	保存
7	伦理委员会批件	保存原件	保存
8	伦理委员会成员表	保存原件	保存
9	临床试验申请表		保存原件
10	临床前实验室资料		保存原件
11	国家食品药品监督管理总局批件		保存原件
12	研究者履历及相关文件	保存	保存原件
13	临床试验有关的实验室检测正常值范围	保存	保存
14	医学或实验室操作的质控证明	保存原件	保存
15	试验用药品的标签		保存原件
16	试验用药品与试验相关物资的运货单	保存	保存原件
17	试验药物的药检证明		保存原件
18	设盲试验的破盲规程		保存原件
19	总随机表		保存原件
20	监查报告		保存原件

二、临床试验进行阶段

	临床试验保存文件	研究者	申办者
21	研究者手册更新件	保存	保存
22	其他文件（方案、病例报告表、知情同意书、书面情况通知）的更新	保存	保存
23	新研究者的履历	保存	保存原件
24	医学、实验室检查的正常值范围更新	保存	保存
25	试验用药品与试验相关物资的运货单	保存	保存
26	新批号试验药物的药检证明		保存原件
27	监查员访视报告		保存原件
28	已签名的知情同意书	保存原件	
29	原始医疗文件	保存原件	
30	病例报告表（已填写，签名，注明日期）	保存副本	保存原件
31	研究者致申办者的严重不良事件报告	保存原件	保存
32	申办者致药品监督管理局、伦理委员会的严重不良事件报告	保存	保存原件
33	中期或年度报告	保存	保存
34	受试者鉴认代码表	保存原件	
35	受试者筛选表与入选表	保存	保存
36	试验用药品登记表	保存	保存
37	研究者签名样张	保存	保存

三、临床试验完成后

	临床试验保存文件	研究者	申办者
38	试验药物销毁证明	保存	保存
39	完成试验受试者编码目录	保存	保存
40	稽查证明件		保存原件
41	最终监查报告		保存原件
42	治疗分配与破盲证明		保存原件
43	试验完成报告（致伦理委员会、国家食品药品监督管理总局）		保存原件
44	总结报告	保存	保存原件

第二节　中国伦理委员会及 伦理审查的发展

　　伦理委员会，是根据国家的法律、法规或规章建立起来的，由医学专业人员、法律专家及非医务人员组成的独立组织，其职责为核查临床研究方案及附件是否合乎道德，并为之提供公众保证，确保受试者的安全、健康和权益受到保护。该委员会的组成和一切活动不应受临床研究组织和实施者的干扰或影响。

一、伦理委员会的发展

　　随着临床研究的逐渐增多，涉及人的伦理问题也逐渐显现，伦理委员会审查是保护受试者的安全与权益、保证药物临床试验伦理合理性的重要措施之一，在药物临床研究中发挥重要作用。成立伦理委员会已经成为国际医学界的常规做法。中国医院伦理委员会从产生至今，不仅有量的扩张，而且具有质的变化。早在 1987 年，中国学者已经提出伦理委员会的概念。1990 年，中华医学会医学伦理学分会通过了《医院伦理委员会组织规则》，并在京、津、沪地区率先成立医院伦理委员会。1994 年，中华医学会医学伦理学分会又发出《关于建立"医院伦理委员会"倡议书》。1999 年 9 月 1 日，原国家食品药品监督管理局下达《药品临床试验管理规范》（2003 年修订），原卫生部于 2001 年颁布了《实施人类辅助生殖技术的伦理原则》（2003 年修订），对药物临床试验和实施人类辅助生殖技术的伦理审查做出明确的规定，推动中国医院伦理委员会的建设进入了实质性操作的新阶段。

　　随着国内外交流的日趋频繁，以及大型临床试验的医学研究国际合作日趋增多，伦理委员会的专业审查能力亟待提高。中国加入 WTO 后，随着新药物、新医疗器材的陆续开发，国际医学科研合作进一步加强，更需要按照国际惯例对涉及人体的生物医学研究进行严格的伦理审查。2010 年，国家食品药品监督管理局颁布《伦理委员会药物临床试验伦理审查工作指导原则》，对伦理委员会的职责、人员组成等做出了明确的规定，自此中国的伦理委员会建设进入快速发展阶段。

二、伦理委员会的建立

组建伦理委员会的机构或部门应当向伦理委员会提供必要的支持。设立独立的办公室，具备必要的办公条件，以确保与申请人的沟通及相关文件的保密性。伦理委员会应由多学科背景的人员组成，包括从事医药相关专业人员、非医药专业人员、法律专家，以及独立于研究或试验单位之外的人员，至少 5 人，且性别均衡。确保伦理委员有资格和经验共同对试验的科学性及伦理合理性进行审阅和评估。

伦理委员会可在药物临床试验经国家食品药品监督管理总局（CFDA）批准前，开展伦理审查，对可能涉及弱势群体的药物临床试验以及健康受试者的来源与入选方法等给予特别关注，并根据试验的风险程度，要求研究者定期提交进展报告（至少每年一次）。定期审查药物临床试验的进展情况，评估受试者的风险与受益。定期审查至少每年一次。

目前中国已经建立了多层次、多种类的伦理委员会（生命伦理委员会）。既有国家、政府或国际、国内医学组织的，也有生命科技研究单位、卫生保健机构和医院内部的。它们各司其职，分别对某些卫生政策与法规、重大科研活动、医疗实践中出现的难题，从伦理上加以咨询、论证、审查和辩护。但是，无论如何，医院伦理委员会都是属于最基本、最直接、最普遍的生命伦理学工作机构，对全面体现和贯彻国际、国内各项相关法规、准则和规范，发挥着基础性的作用。

总的来说，伦理委员会可分以下两种。

1. 咨询性质的伦理委员会　是卫生部、卫生厅设立的伦理委员会。

（1）主要针对重大伦理问题进行研究讨论，提出政策咨询意见。

（2）必要时可组织对重大科研项目的伦理审查。

（3）对辖区内机构伦理委员会的伦理审查工作进行指导、监督。

2．审查性质的机构伦理委员会　研究机构应当设立伦理委员会。

（1）主要承担伦理审查任务，对本机构或所属机构涉及人的生物医学研究和相关技术应用项目进行伦理审查和监督。

（2）根据社会需要，受理委托审查。

（3）组织开展相关伦理培训。

三、设立伦理委员会的意义

医学研究不仅要有科学性，更要有伦理性，也就是要遵循医学伦理理论和原则，不符合伦理的医学研究即使是科学的也不应该进行。伦理委员会可以依据医学伦理原则和相应的制度规范，通过集体讨论和评价做出符合伦理的决策，并能切实地实施保护措施，从而使受试者以最小的伤害得到最大的利益。作为保证医学研究伦理性的重要环节，医院伦理委员会可以在依据相关法律法规和自身制定的伦理审查规则的前提下行使伦理审查的职能，不仅要对提出申请的医学研究方案内容进行伦理审查，还要在科研活动进行中实施跟踪审查，以保证整个研究过程符合伦理原则。如果医学研究方案违背了医学伦理原则，医院伦理委员会可以责令研究人员修改方案，如果在科研活动进行中有违反医学伦理原则的行为，伦理委员会有权力终止。

参考文献

[1] 国家食品药品监督管理局.药物临床试验质量管理规范 [EB/OL].(2003-08-06). http://www.sda.gov.cn/WS01/CL0053/24473.html.

[2] 高荣,李见明.我国药物临床试验机构的发展、定位和职责探讨 [J].中国临床药理学杂志,2012,28(9):714-717.

[3] 李海燕,吉萍.《药物临床试验质量管理规范》（GCP）在临床研究中的价值及我国研究者的依从情况 [J].北京大学学报（医学版）,2010,42(6):637-640.

[4] 国家食品药品监督管理局.药物临床试验伦理审查工作指导原则[EB/OL].（2010-11-02）. http://www.sda.gov.cn/WS01/CL0058/55613.html.

[5] 食品药品监管总局药化注册司 . 关于征求《药物临床试验质量管理规范》修订稿意见的通知 . 食药监药化管便函〔2015〕144 号 [EB/OL].(2015-02-06).http://www.sda.gov.cn/WS01/CL0778/113991. html.

[6] 闫欣 , 刘中国 , 陈月芹 , 等 . 医学伦理委员会建设发展中的现存问题及其分析 [J]. 中国药物与临床 ,2016,16(3):363-365.

[7] 毕媛 , 黄海 , 王捷 , 等 . 论医院伦理委员会的发展 [J]. 医学与哲学 (人文社会医学版),2011,32(10):26-27.

[8] 郭照江 . 试论医院伦理委员会的组织与运行 [J]. 中国医学伦理学 ,2006,19(4):5-10.

第三章

中国伦理委员会的建设

第一节　中国的伦理委员会及伦理审查

一、伦理委员会

1. 伦理委员会的定义、组成和分类　根据《药物临床试验质量管理规范》(以下简称《规范》)、《药物临床试验伦理审查工作指导原则》(以下简称《原则》)等相关法规可知，机构伦理委员会(Institutional Ethics Committee，IEC)是指根据国际伦理准则以及本国相关法律法规的规定所组建的，由从事医药相关专业人员、非医药专业人员、法律专家顾问，以及独立于研究机构外的人员等多学科背景人员组成，审查各种涉及人体的临床试验的科学性及道德性的独立机构，致力于保证药物临床试验符合科学规范和伦理要求，确保受试者的安全、权益和健康。

伦理委员会的委员由设立该伦理委员会的部门或者机构在广泛征求意见的基础上，从生物医学领域和管理学、伦理学、法学、社会学等社会学科领域的专家中推荐产生，人数不得少于5人，应有外单位人员，并且应当有不同年龄层次和不同性别的委员。少数民族地区应考虑少数民族委员。不同学科背景和不同性别人员的组成确保伦理委员有资格和经验，从保障受试者权益的角度对药物临床试验方案进行审查。其职责为核查临床试验方案及附件是否考虑了伦理原则，确保受试者的安全、健康和权益受到保护。该委员会的组成和一切活动不应受任何临床试验参与者的干扰或影响。

机构伦理委员会委员任期5年，可以连任。伦理委员会设主任委员一人，副主任委员若干人，由伦理委员会委员协商推举产生，可以连任。伦理审查委员会下设办公室，办公室人员或秘书负责伦理审查的组织和日常工作(包括接受伦理审查申请资料、安排审查会议日程和记录、会议决定的通告和联系记录、经费的管理、成员的培训、年度工作总结、档案管理等）。

根据伦理审查内容的不同，可以将伦理委员会分为药物临床试验伦理委员会和医疗临床试验伦理委员会。药物临床试验伦理委员会主要根据《规范》和《原则》等法规对药物临床试验方案进行审查，而医疗临床试验伦理委员会则是根据《涉及人的生物医学研究伦理审查办法》和《中华人民共和国人体器官移植条例》等法规对医疗临床试验方案进行审查。本章讨论的伦理委员会是涉及药物临床试验的伦理委员会。

2. 伦理委员会的职责和功能　伦理审查委员会通过对涉及人的生物医学研究项目的伦理审查和实施监督，履行两方面的职责：一是保护受试者的权利，包括知情同意权、隐私保密权和公正权等；二是保护受试者的利益，即使受试者受益最大化、风险最低化，并且相对预期利益而言其风险是合理的。同时，也考虑到生物医学研究人员的利益、需求以及社会的公共利益。

药物临床研究的开展，对于受试者健康的考虑应优先于科学和社会利益的考虑，其前提必须是对临床试验中受试者的个人权益给予充分的保护。对于试验的受试者而言，伦理委员会的任务就是考察试验设计是否科学，是否考虑了伦理原则，是否把受试者置于不必要的风险之中，且必须保证受试者承担的风险应该获得足够的补偿，且使受试者获益要大于风险。只有在符合受试者利益时，医生才可提供可能对受试者生理和心理产生不利影响的医疗措施。

伦理委员会和知情同意书是保障受试者权益的主要措施。伦理委员会是为研究者提供伦理方面的建议，以帮助决定研究方案是否充分保护可能的与实际的人类受试者。保护研究受试者的权益和安全是临床研究伦理审查的首要原则，是伦理委员会的主要职责。

伦理审查委员会的主要功能是开展涉及人的生物医学研究项目的伦理审查以及对保障伦理审查决定实现的监督。目前，中国医院伦理委员会的主要功能有以下4种。①研究交流。开展医学伦理学的理论研究和学术交流，将伦理学融入临床实践，并为公共卫生政策和医院制度的调整提供伦理咨询，以确保卫生事业和医院改革发展符合社会公共利益。②教育培训。教育培训主要包括对内部人员的培训和对外开展伦理学教育等方面的内容。因内部组成人员来自不同的学科方向，具有不同的知识构架，对伦理学的知识缺乏了解，通过内部学习可以提高内部成员的伦理审查水平。对外教育主要是和医务人员及公众进行伦理问题的交流，以提高其对伦理问题的重视程度。③咨询协调。医院伦理委员会站在一个公平和独立的角度，对医务人员、患者和家属进行有针对性的咨询、协调，并提出宝贵意见，使医患双方逐步形成共识，促进和谐的医患关系。④审查批准。所有涉及人体试验的计划在进行之前要通过伦理委员会的审查。

2007年1月11日，原卫生部印发《涉及人的生物医学研究伦理审查办法（试行）》（以下简称《办法》），旨在规范涉及人的生物医学研究和相关技术的应用，保护人的生命和健康，维护人的尊严，尊重和保护人类受试者的合法权益。《办法》规定机构伦理委员会的审查职责主要有：审查研究方案，维护和保护受试者的尊严和权益；确保研究不会将受试者暴露于不合理的危险之中；同时对已批准的研究进行监督和检查，及时处理受试者的投诉和不良事件。

药物临床试验伦理委员会的职能主要是伦理审查。所有药物临床试验方案需经伦理委员会审议同意并签署批准意见后才可以实施，试验期间对于方案的任何改动均应经其批准，发生严重不良事件应及时向伦理委员会报告。根据《规范》的相关内容，对于试验方案的审议包括：①研究者的资格、经验及是否有充分的时间参加该试验，人员配备及设备条件等是否符合试验要求；②试验方案是否充分考虑了伦理原则，包括研究目的、受试者及其他人员可能遭受的风险和可能的受益及试验设计的科学性；③受试者入选的方法，向受试者（或其家属、监护人、法定代理人）提供有关本试验的信息资料是否完整易懂，获取知情同意书的方法是否适当；④受试者因参加临床试验而受到损害甚至发生死亡时，给予的治疗和（或）保险措施；⑤对试验方案提出的修正意见是否可接受；⑥定期审查临床试验进行中受试者的风险程度。由此可以看出，伦理委员会必须确保所有临床研究的受试者，无论是健康志愿者还是患者，都被充分告知并得到了充分的保护。同时还负有向研究者、研究机构以及申办方就伦理问题提供重要建议的职责。

3. 伦理委员会的组织与管理　《办法》第六条指出，开展涉及人的生物医学研究和相关技术应用活动的机构，包括医疗卫生机构、科研院所、疾病预防控制机构和妇幼保健机构等，设立机构伦理委员会。机构伦理委员会主要承担伦理审查任务，对本机构或所属机构涉及人的生物医学研究和相关技术应用项目进行伦理审查和监督；也可根据社会需求，受理委托审查；同时组织开展相关伦理培训。

二、伦理审查

2007 年 1 月，原卫生部颁布的《办法》极大地推动了中国对受试者保护和伦理审查的制度化建设和能力建设，具有里程碑式的意义。

1. 伦理审查的目的　伦理审查委员会对涉及人的生物医学研究项目的伦理审查旨在保护所有实际的或可能的受试者的尊严、权利、安全和福利，保障研究结果的可信性，促进社会公正。

2. 伦理审查的原则　伦理审查委员会开展涉及人的生物医学研究项目的伦理审查应遵循不伤害、有利、公正和尊重人的伦理基本原则，最大限度地保护受试者。同时，通过完善的组织管理和制度，实现合法、独立、称职、及时和有效的伦理审查，为生物医学研究在科学、伦理方面达到最高质量做出贡献。

3. 伦理审查的范围　伦理审查委员会审查的涉及人的生物医学研究项目范围包括：药品，医疗仪器，医学放射和影像，外科手术的临床试验，病历和生物标本的使用，以及流行病学、社会和心理的研究等。

4. 伦理审查的类别　从总体上看，医学伦理审查的程序应该包括：申请、受理、专家独立进行审查、终止审查及试验中断或终止实施等。具体讲，应在申请人提交临床试验申请书、受试者知情同意书、研究计划等正式资料后，医院伦理委员会尽快决定是否受理。如决定受理，应在申请人缴纳费用后 1 个月内组织审查活动。任何试验性疗法或药物都有风险，所以当试验中出现当事人未按规定提交材料，或提供的材料不真实，或有碍于医学伦理审查等情形，医院伦理委员会要中止医学伦理审查。另外，还应该明确规定，当试验经审查开始后，至少在计划实施过半时，接受一次医院伦理委员会的监督。若医院伦理委员会认为试验有损受试者的健康时，要予以干预或中止试验。

（1）初始审查。"初始审查申请"是指首次向伦理委员会提交的审查申请，应在研究开始前提交伦理审查申请，经批准后方可实施。

（2）跟踪审查。

1）修正案审查申请。研究过程中若变更主要研究者，对临床研究方案、知情同意书、招募材料等有任何修改，应向伦理委员会提交修正案审查申请，经批准后执行。为避免研究对受试者的即刻危险，研究者可在伦理委员会批准前修改研究方案，事后应将修改研究方案的情况及原因，以"修正案审查申请"的方式及时提交伦理委员会审查。

2）研究进展报告。应按照伦理审查批件/意见规定的年度/定期跟踪审查频率，在截止日期前1个月提交研究进展报告；申办者应当向组长单位伦理委员会提交各中心研究进展的汇总报告；当出现任何可能显著影响研究进行或增加受试者危险的情况时，应以"研究进展报告"的方式，及时报告伦理委员会。如果伦理审查批件有效期到期，需要申请延长批件有效期，应通过"研究进展报告"申请。

3）严重不良事件报告。严重不良事件是指临床研究过程中发生的需住院治疗、延长住院时间、伤残、影响工作能力、危及生命或死亡、导致先天畸形等事件。发生严重不良事件，应及时向伦理委员会报告。

4）违背方案报告。①需要报告的违背方案情况包括：研究纳入了不符合纳入标准或符合排除标准的受试者，符合终止试验规定而未让受试者退出研究，给予错误治疗或剂量，给予方案禁止的合并用药等没有遵从方案开展研究的情况，或可能对受试者的权益健康以及研究的科学性造成显著影响等违背GCP原则的情况。②持续违背方案，或研究者不配合监查/稽查，或对违规事件不予以纠正。凡是发生上述研究者违背GCP原则、没有遵从方案开展研究，可能对受试者的权益健康以及研究的科学性造成显著影响的情况，申办者/稽查员/研究者应提交违背方案报告。为避免研究对受试者的即刻危险，研究者可在伦理委员会批准前偏离研究方案，事后应以"违背方案报告"的方式，向伦理委员会报告任何偏离已批准方案之处并做解释。

5）暂停/终止研究报告。研究者/申办者暂停或提前终止临床研究，应及时向伦理委员会提交暂停/终止研究报告。

6）结题报告。完成临床研究，应及时向伦理委员会提交结题报告。

（3）复审。复审申请：上述初始审查和跟踪审查后，按伦理审查意见"做必要的修正后同意""做必要的修正重审"，对方案进行修改后，应以"复审申请"的方式再次送审，经伦理委员会批准后方可实施；如果对伦理审查意见有不同的看法，可以"复审申请"的方式申诉不同意见，请伦理委员会重新考虑决定。

5. 伦理审查的流程　伦理审查委员会审查的程序包括：提出申请、进行审查、做出决定、传达决定、跟踪审查、文件和档案的保存。

（1）提出申请。由项目负责人向伦理委员会提出伦理审查的申请，并向伦理委员会办公室提供进行伦理审查的资料。申请资料应包括：药物器械初次伦理审查申请、临床研究方案（注明版本号/版本日期）、知情同意书（注明版本号/

版本日期）、病例报告表、研究者手册、试验药、对照药的药检报告（对照药说明书）、组长单位伦理委员会批件（如为多中心临床试验）、研究者简历与参加人员列表（最新，签名和日期）及 GCP 培训证书、CFDA 的临床研究批件、申办者资质［企业资质、药品生产许可证、药品生产质量管理规范（GMP）证书］、其他［如申办者委托合同研究组织（CRO）的证明文件、受试者日记、招募广告、问卷表等］等。

对符合条件的申请受理后，应尽快召开伦理审查委员会审查工作；对不符合受理条件者，伦理审查委员会办公室不受理且说明理由。

（2）进行审查。伦理委员会办公室应在伦理审查 1 周前，将申请项目的有关资料复印并送达每位伦理委员会委员手中进行预审，也可以每次指定 1~2 名主审者。然后，召开伦理委员会会议进行正式审查。

1）参与审查的人数要求。进行正式审查，要求参会的伦理委员会成员必须超过全体成员的半数以上，否则视为无效。必要时可要求项目顾问或项目负责人参会，以便回答伦理委员会委员的疑问。

2）审查的要点。伦理审查的要点包括：研究方案设计的科学合理性；招募受试者的情况；受试者的医疗和保护；受试者隐私的保护；知情同意的过程等。

3）加快审查的条件和要求。对于一些生物医学研究项目，其风险不大于日常生活或对受试者进行常规体格检查或心理测试的风险；伦理审查委员会已同意且需要修改已修改的项目等，可以加快审查。

4）多中心临床研究的审查。应由牵头单位的伦理委员会（也可邀请参加单位的伦理委员会代表参加）进行伦理审查，而参加单位的伦理委员会只审查该项目在本单位研究的可行性。

对于牵头单位为国外机构的国际多中心临床研究，除了发起机构本国的伦理审查外，中国或参与机构的伦理委员会也要进行伦理审查，并确认符合中国国民健康需要优先的原则和符合相关的伦理标准。

（3）做出决定。在审查中经过伦理委员会成员的充分讨论，再采取投票或举手的方式表决，做出决定要以参会 2/3 以上成员的意见为准。

1）在做出决定表决前，非伦理委员会成员要退场，审查项目涉及的伦理委员会委员也应退场回避，并在会议纪要中记录。

2）做出的决定包括：同意、不同意和修改后同意，写出审查纪要并签字。

（4）传达决定。伦理委员会做出决定后，由伦理委员会办公室以书面形式通知项目负责人。

1）对同意的项目，要告知项目负责人在项目中期（或1年内）和项目结束后，向伦理委员会提供进度和总结报告。如果项目进行中出现严重不良事件、修改研究方案或中止研究等，都要及时报告伦理委员会。

2）对修改后同意的项目，应将修改的建议和复审的要求传达给项目负责人，并在限定的时间内完成修改和尽快进行复审。

3）对不同意的项目，应向项目负责人说明不同意的理由。如果项目负责人不服，可向伦理委员会提出申诉，而伦理委员会可安排会议对其申诉复审。

（5）跟踪审查。对已审查过的项目，在项目进行中修改研究方案、出现严重不良事件以及伦理委员会认为有必要跟踪的项目，随时或项目中期（或1年内）进行审查。跟踪审查的结果要及时传达给项目负责人，对提出修改、暂停或终止的项目，要向项目负责人说明理由，并要求项目负责人写出修改报告、暂停或终止的总结报告。

（6）文件和档案的保存。伦理委员会所有文件和往来信件，办公室要按书面顺序注明日期、建档并存档，并且有关于文件、文档和档案的取存和返回的程序说明。项目的存档时间止于项目结束后5年。

第二节 中国伦理委员会建设存在的问题及对策

涉及人类受试者研究保护的管理和伦理审查的目的是确保研究活动在形式上和实质上都遵循保护受试者的规定，在现代技术上和科学上符合科学标准，在改变文化传统方面符合社会公认的伦理价值。

中国目前的伦理委员会建设仍有很多问题亟待解决，伦理审查水平与国际接轨是我们不断追求的目标。

一、中国伦理委员会建设存在的问题

1. 伦理委员会组织结构设置不够完善，伦理委员会人员组成存在隐患　伦理委员会承担审查职能，应有合理的组织架构设计，以保证其做出的判断决策不受任何参与试验的研究者的影响。在实践中，由于没有设置上一级伦理委员会，机构伦理委员会往往承担了终审职能，导致不同机构的伦理委员会审查同一项目，会出现不同的结果。

伦理委员会委员的推荐、准入、换届选举等操作流程不尽完善，使得人员组成不尽合理，影响最终做出的伦理审查决策。在实践中，主任委员多由院级领导担任，很少选择外部人员出任这一职务。推举的第三方成员，常是机构聘用的本单位法律顾问等，往往与医疗机构有一定的合作关系，并非真正意义上地独立于机构之外。因此，在伦理审查中并不能完全从中立的角度考虑问题，这既有悖于伦理审查的原则，也不利于规避伦理审查风险。

2. 伦理委员会缺乏长效培训机制，成员的水平参差不齐　伦理委员会成员绝大多数没有经过专业的伦理培训，只有少量人员经过本单位简单的伦理培训或药物临床试验机构的培训，这限制了他们审查能力和审查水平的提高，难以满足当前日益复杂的药物临床试验和科研伦理难题的咨询与审查需求。专业知识的匮乏造成部分伦理审查委员较容易被研究者的方案误导，在讨论与专业相关的伦理问题时不敢发言或做出错误的判断。

3. 伦理委员会的伦理审查制度不规范，监管体系不健全，加大了伦理审查中的风险　伦理委员会审查制度不够规范，审查掌握的尺度不一，在多中心临床试验的审查中表现尤为突出，导致不同伦理委员会审查同一项目做出不同的伦理审查决策。

为了确保伦理审查以最高标准保护受试者的安全，国际伦理审查指南、法规和国际惯例等都要求伦理审查委员会除了对研究项目进行初始审查外，还必须在试验期间对正在进行的研究项目进行监督和审查，这种审查在美国被称为"持续性审查"，在中国被称为"跟踪审查"。在美国，多项跟踪审查法规和指南的颁布保证了伦理审查的完整性；但在国内，跟踪审查现状不容乐观。

在初次伦理审查通过后，不重视跟踪审查是中国普遍存在的现象。审查过程前紧后松、伦理督查与验收不足，使得部分已通过的项目存在着不少有悖医学伦理的行为。此外，试验进程与不良事件的反馈渠道不畅通，造成伦理委员会对所批准进行的研究方案失去监管，无法干预和中止试验。及时、有效和有力的监管体制是保证伦理委员会科学、公开、公正运作的重要条件。

二、中国伦理委员会建设存在问题的解决对策

1. 改进伦理审查机构设置

（1）在机构伦理委员会之上设立监管机构。国家应该制定明确的准入制度和注册渠道来规范各级伦理委员会，设立专门的监管部门，制定部门负责制，填补监管主体的"缺位"，如可建立由省市级食品药品监督管理局负责的独立伦理委员会，其组成人员应包括药物临床试验和伦理方面的权威专家，其职责在于制定规范的伦理评审程序和审查标准、负责培训机构伦理委员会，并对其进行监管。同时，出台相关法规文件，使监管工作有法可依，充分发挥监管机构对伦理委员会的监管和引导作用。

对于伦理专家和医疗法律专家，可以考虑在地区、医院建立符合资质的专家

库，各医院根据自己需要的专业申请有针对性的专家委员，这样既可以有高水平的专家支持，又减少了徇私舞弊、暗箱操作的可能性。

（2）设立专职伦理秘书，并保证伦理秘书进行严格系统的培训。伦理秘书主要负责完善审查流程，并进行日常审查前的检查工作，准备审查后的相关联络与归档工作，并安排伦理培训。

2. 推动伦理组织规章制度的建设　建立科学完善的工作章程和操作规程，使伦理审查工作有章可循，推动伦理委员会工作独立、客观、公正地开展。

3. 建立长效培训机制，加强伦理培训，保证伦理审查质量　目前，中国的很多机构伦理委员会委员的伦理审查专业知识不足，应全面加强伦理培训，使培训程序进一步规范化和标准化，使不同专业背景的成员能够做到独立、负责任和更加有能力来胜任伦理组织的工作。

在培训内容上，除生命伦理基本知识的普及之外，特别要加强对药物临床试验方案设计的培训，注重案例研究，培训伦理审查的专业知识与审查技能。培训形式可多种多样，同时应加强院际以及国内外之间的交流，以保证伦理审查质量与国际接轨。

4. 引入伦理审查与伦理验收，建立医院伦理评价体系

（1）临床试验过程要全程严格审理。应将虎头蛇尾的伦理审查形式转变为全过程质量控制，重视并落实跟踪审查，积极解决审查中遇到的问题，保证试验质量和受试者的合法权益。

制定严格的给出审查结论的标准依据，使伦理审查过程与结果有理可循、有据可依，规范伦理审查的程序，监管伦理审查的过程，使受试者风险和权益损失评估后做出的复审决定有理、有力、有据。

（2）建立试验过程中的伦理飞行检查制度。

设立伦理监督员，对受试者各项权益落实情况及试验数据进行不定期抽查，有助于改进审查质量。

（3）引入伦理验收，建立伦理评价体系。伦理验收是对研究结题报告的抽样审查，可将整个研究过程中受试者的安全与权益保护进行定期的回顾性分析，以保证临床试验质量，提高伦理审查水平。同时，建立科学合理的伦理委员会运行效果评估体系，可以促进伦理委员会更好地为医患双方提供服务。

5. 推进伦理委员会信息化建设　通过互联网平台建立伦理网络信息系统，

通过该平台提供伦理指南、现实案例、最新法律法规解读等服务，不仅可以促进信息技术和伦理组织科学管理的有效融合，而且有利于就伦理问题相关政策和指南进行交流。目前已有多个国家建立了临床伦理网络信息系统，其中美国耶鲁大学医学伦理机构拥有完善的人体研究保护项目（Human Research Protection Programs，HRPP）网站，网站上科学研究伦理规范的各类信息、相关政策法规、网络培训等一应俱全，为获取相关知识创造了良好条件。

伦理委员会的建设是一个长期而复杂的工程，我们有必要汲取国内外伦理委员会构建与发展的先进经验，制定符合我国发展的长期的伦理委员会建设规划，明确目标和任务，将伦理委员会的建设有机融合到医院的医疗、教学、科研等工作中去，更好地指导医院决策、规范医疗行为、体现医疗机构的人文关怀和促进和谐医患关系的建设。

参考文献

[1] 王俪霏，肖杨，宋民宪，等. 药物临床试验伦理委员会职责和法律地位探析 [J]. 中药与临床 ,2015,6(4):29-33.

[2] 胡林英. 对伦理审查委员会 (IRB) 监管体制的分析与思考 [J]. 中国医学伦理学 ,2006,19(2):17-19.

[3] 王冬，江学维，王瑾，等. 我国伦理委员会现状分析 [J]. 中国临床药理学杂志 ,2014,4(30):381-382.

[4] 李本富. 对我国伦理审查委员会建设的探讨 [J]. 中国医学伦理学 ,2007,20(2):3-6.

[5] 卜擎燕，熊宁宁，罗玫.WHO 伦理审查工作视察与评价的管理规范 [J]. 中国临床药理学杂志 ,2004,20(3):237-240.

[6] 向宇，谢囡，刘云，等. 伦理委员会审查临床试验方案的常见问题及对策 [J]. 中国临床药理学杂志 ,2013,29(2):158-160.

[7] 郑逸飞，张馥敏，柴怡，等. 医院伦理委员会建设中的问题及对策 [J]. 中国医院管理 ,2011,31(6):42-44.

[8] 中华人民共和国卫生部. 涉及人的生物医学研究伦理审查办法 (试行)[EB/OL].(2007-01-11).http://www.nhfpc.gov.cn/zwgk/wtwj/201304/27e44e14b66e4faebc350739755c8b59.shtml.

[9] 奚益群，樊民胜，朱抗美，等.提高医院伦理委员会审查质量 [J]. 中国医学伦理学 ,2007,20(2):66-68.

[10] 翟晓梅，邱仁宗 . 如何评价和改善伦理审查委员会的审查工作 [J]. 中国医学伦理学 ,2011,24(1):3-5,26.

[11] 张红霞，杨同卫 . 医学伦理委员会伦理审查程序、内容与方法述评 [J]. 中国医学伦理学 ,2007,20(5):56-57.

[12] 王晨，姚铁男，白彩珍，等 . 药物临床试验伦理审查中的风险与防范 [J]. 中华医院管理杂志 ,2011,27(9):684-688.

[13] 闫家智，王晨，白彩珍，等 . 医院伦理审查工作中存在的问题及思考 [J]. 中华医院管理杂志 ,2014,30(12):916-918.

[14] 董敏，刘玉秀，李永昌，等 . 医院伦理组织管理模式优化的路径及思考 [J]. 医学研究生学报 ,2014,27(2):181-183.

第四章

中国的伦理审查

第一节　中国药物临床试验中的 伦理审查要点

一、试验方案审查要点：研究的科学设计与实施

涉及人类受试者的医学研究必须遵循普遍接受的科学原则，必须建立在对科学文献和其他相关信息的全面了解的基础上，必须以充分的实验室实验和恰当的动物实验为基础。——《赫尔辛基宣言》（2013 年版）

1. 研究的背景资料　首先要对试验药物进行介绍，包括药品名称、给药途径、给药剂量、给药方法及治疗时程及其理由。对试验的目标人群要进行描述。要阐明试验药物在非临床研究和临床研究中与试验相关的、潜在的临床意义的发现，阐明对受试人群的已知的、潜在的风险和获益。注明临床试验相关的参考文献和数据来源。

2. 研究对象　选择受试的群体或社区时，应使研究的负担和利益公平分配，如果涉及弱势群体，则必须确保能够对其提供特殊的保护措施。受试者的纳入与排除标准应与试验干预措施的效应相符，要考虑干预措施的安全性和潜在效果，并保证有能力检测出效果，有能力使受试者给出真正的知情同意，排除可能混淆结果的受试者以及可能处于高风险的受试者。出于安全性和有效性考虑，应明确受试者退出试验的标准。

3. 样本量　样本量应根据研究设计类型、最小的临床治疗差异、前期试验或文献数据计算，用最少的受试者人数获得可靠结论。

4. 减少或控制偏倚所采取的措施　方案中要详述随机化方法和过程，双盲

实现的方法和过程，盲底保存和紧急揭盲的程序。如采用单盲或开放性试验需阐明理由和控制偏倚的措施。

5. 对照的选择　通常从安全、有效的治疗方法中选择当前最好的方法。

安慰剂对照是基于：①当不存在当前经过证明有效的干预措施时；②不采用公认有效干预至多产生暂时不适、延迟症状缓解等，不会产生严重不良后果；③由于令人信服的、科学合理的方法学理由，有必要使用安慰剂来确定一项干预措施的有效性或安全性，而且接受安慰剂的受试者不会遭受任何严重的风险或不可逆的伤害，必须十分谨慎以避免造成安慰剂对照的滥用。

6. 研究的实施　关于研究实施的条件，要求有与研究相适应的研究机构、医疗设施、实验室设备等；主要研究者有充分的资格、经验、时间参加临床研究；研究团队的人员配备满足临床研究实施的需要，研究岗位与其资格相符，均经过GCP 培训、受试者保护培训、利益冲突政策培训等。

7. 中止试验　在药物临床试验过程中，如果发现风险超过潜在受益，或者试验药物的有效性和安全性已经有了确凿证据，应中止试验。

二、知情同意的审查

1. 知情同意书要保证信息的完整性和准确性　知情同意书是保障受试者权益的重要措施。知情同意书应当含有必要、完整、准确的信息，并以受试者能够理解的语言文字表达。知情同意书要与研究方案、研究者手册等信息一致。

知情同意书和其他文字资料应包括以下内容：临床试验的研究性；试验目的；试验治疗和随机分配至各组的可能性；受试者需要遵守的试验步骤，包括有创性医疗操作；受试者的责任；临床试验所涉及试验性的内容；试验可能致受试者的风险或不便，尤其是存在影响胚胎、胎儿或哺乳婴儿的风险时；试验预期的获益，以及不能获益的可能性；其他可选的药物和治疗方法，及其重要的潜在获益和风险；受试者发生与试验相关的损害时，可获得补偿和（或）治疗；受试者参加临床试验可能获得的补偿；受试者参加临床试验预期的花费；受试者参加试验是自愿的，可以拒绝参加或有权在试验任何阶段随时退出试验而不会遭到歧视或报复，其医疗待遇与权益不会受到影响；在不违反保密原则和相关法规的情况下，监查员、稽查员、伦理委员会和药品监督管理部门人员可以查阅受试者的原始医学记录，以核实临床试验的过程和数据；除法规允许外，受试者参加临床试验的相关记录应保密，不得公开，如果发布试验结果，受试者的身份信息仍应保密；如有新的影响受试者继续参加试验的信息时，应及时告知受试者或其法定代理人；当存在有关试验信息和受试者权益的问题，以及发生试验相关损害时，受试者可联系的研究者及其联系方式；受试者可能被终止试验的情况和（或）理由；受试者参加试验的预期持续时间；参加该试验的预计受试者人数。

2. 知情同意的过程　提供给受试者的口头和书面资料，应采用通俗易懂的语言和表达方式（可借助有图示的小册子或视频材料），使受试者或其法定代理人、见证人易于理解。知情同意应说明有关临床试验的详细情况，包括试验目的、试验程序、可能的受益和风险、受试者的权利和义务等，使受试者充分理解并有充分的时间考虑、所提问题均得到满意答复后表示同意，并自愿签署知情同意书。

研究中任何书面或口头信息，不能含有使受试者及其法定代理人放弃其合法权益的语言，也不能含有为研究者及其医疗机构、申办者及其代理机构免除其应负责任的语言。

受试者在签署知情同意书时，医生要将自己的联系电话留给受试者，以便受试者在出现病情变化时能够随时找到医生。签署知情同意书的责任人是研究者。

3. 重新获取知情同意　当发生下列情形，研究者应当再次获取受试者签署的知情同意书：研究方案、范围、内容发生变化的；利用过去用于诊断、治疗的有身份标识的样本进行研究的；生物样本数据库中有身份标识的人体生物学样本或者相关临床病史资料，再次使用进行研究的；研究过程中发生其他变化的。

4. 避免胁迫、利诱等不正当影响　患者担心拒绝参加研究可能会损害医患关系，研究者必须保证不论患者是否参加或继续参加研究，都不会影响医患关系，必要时应由一个中立的第三方来获取知情同意。任何形式的胁迫都使知情同意无效。

5. 紧急情况下无法获得知情同意　在危及生命的紧急状况下，需要在发病后尽快给予干预，但此时多数患者已没有获取知情同意的能力，如果在允许的时间内没能找到法定代理人，且缺乏已被证实有效的治疗方法，而试验干预有望挽救生命、恢复健康或减轻病痛时，应在试验方案中确定符合研究条件疾病的人群，说明接受这些对象的方法，并事先取得伦理委员会批准。伦理审查要点：确定必须给予干预的治疗窗与联系法定代理人的时间段，并要求保存研究者在研究开始前，尽力联系患者的法定代理人的文件记录；一旦患者的状态许可，或找到其法定代理人，应告知所有相关信息，并尽可能早地获得其反对或是继续参加研究的意见；所在社会支持。

6. 免除知情同意　以下情形经伦理委员会审查批准后，可以免除签署知情同意书：利用可识别身份信息的人体材料或者数据进行研究，已无法找到该受试者，且研究项目不涉及个人隐私和商业利益的；生物样本捐献者已经签署了知情同意书，同意所捐献样本及相关信息可用于所有医学研究的。

三、风险与受益的评估

在医学实践和医学研究中，大多数干预措施是具有风险的，会造成负担。唯有研究目的的重要性超出受试者承担的研究内在的风险和负担时，涉及人类受试者的研究方可开展。

所有涉及人类受试者的研究在实施前，必须对参加研究的受试个体和群体，就可预见的研究风险和负担，与带给他们以及其他受到研究疾病影响的个体或群体的可见益处对比，进行谨慎评估。采用使风险最小化的措施。风险必须得到研究者的持续监测、评估和记录。——《赫尔辛基宣言》（2013 年版）

1. 预期的受益　①直接诊断、治疗、预防的受益，如受试者在研究期间将获得医生特别的监护和免费的医疗；将提前获得有临床应用前景的、将来可能被食品药品监督管理部门正式批准上市的新药治疗，特别是试验药物具有已上市药品不具备的某些治疗特点。Ⅰ期、Ⅱ期临床试验，一般认为试验药物没有把握给受试者提供直接受益的前景。②社会受益，反馈相关检查结果，提供医疗健康咨询，研究结果共享，帮助提高医疗和研究水平。

2. 可能的风险　研究风险要注意与治疗风险的鉴别，研究风险种类有身体伤害、心理伤害、社会伤害、经济伤害。例如，试验药物已知或未知的不良反应，安慰剂对照伴随不治疗或延迟有效治疗的风险，随机对照试验的受试者被分配至可能被证明疗效较差的治疗。

3. 不便　参加试验所花费的时间、交通、误工、饮食控制与活动受限等。

4. 风险与受益合理性的评估　对于有直接诊断、治疗或预防益处的干预，需要与任何可得到的替代方法相比，至少是同样有利的，而且研究风险相对于受试者预期的受益而言是合理的。对于没有直接诊断、治疗或预防益处的干预，风险相对于社会预期受益而言必须是合理的。

要想达到风险最小化，可成立独立的数据和安全监察委员会，建立不良事件的监测系统；针对可能的风险预先制定医疗对策；当研究性治疗的作用机制与标准治疗不同时，可在标准治疗基础上，加上试验治疗和安慰剂；盲法试验应制定允许破盲的机制，以便受试者在研究过程中状况恶化或发生不良反应需要医疗干预时，能够揭示特定受试者接受的是哪种治疗。

四、受试者的招募

1. 受试者的选择　受试者的选择应该是公平的，应遵循负担和受益公平分配的准则。从试验的整个地理区域内的合格人群中招募受试者时，除非存在合理的科学理由，否则不应考虑种族、经济地位、性别等因素。如果限制某些可能受益的人群参加研究，必须要有合理的理由。

2. 受试者的招募过程　招募过程要尊重受试者的隐私，避免强迫和不正当的影响。通过媒介（如广告）或是医疗过程，对受试者合理劝说，保证其自愿参加。不可夸大或承诺研究的受益、低估研究的风险。由于招募者的身份可能会对受试者造成影响，所以不能诱导受试者近亲或是领导影响其决定；受试者和医生之间有依赖关系，应由一个适当的有资格且完全独立于这种关系之外的人来进行知情同意。

3. 激励 / 补偿　与研究有关的收入损失、路费及其他开支等需进行激励 / 补偿，根据研究的复杂程度，占用受试者的时间，预期的风险、不适和不便，参加研究的额外开支等，评估补偿金额是否合理。激励 / 补偿不宜过大，否则诱使受试者冒过度的风险，或不是根据自己的最佳判断而自愿参加。当激励是为了鼓励参加一项危险的研究或是当钱是为了补偿一项"令人不愉快"的干预措施，且该干预措施对于研究目的而言并非必须时，这项激励就是不合理的。评估当受试者在试验中受到损害甚至死亡时，所给予的急救措施及经济补偿是否合理。

五、受试者的隐私和保密

（1）只有参与临床试验的研究人员、申办方派出的临床试验监查员 / 稽查员才可能接触到受试者的研究数据，他们签署的研究者声明或保密承诺中应包含保密内容。伦理委员会与食品药品监督管理部门有权访问研究数据。

（2）数据报告时隐藏可识别受试者身份的信息，若参加临床试验可能使受试者受到社会歧视，研究数据应采取数据匿名措施，以保护可识别受试者身份的信息。

（3）负责保存研究数据的临床试验机构与申办者的资料档案室应建立严格的安全保密措施。

六、涉及弱势群体的研究

涉及弱势人群的医学研究，唯有该研究是针对该人群的健康需要且是此人群或是社区优先关注的问题，并且该研究在非弱势群体中无法开展的情况下，方能认为这项研究是正当的。该人群应当能从研究中获得的知识、实践或是干预措施中获益。——《赫尔辛基宣言》（2013年版）

弱势群体包括：①没有能力给予知情同意的人，如儿童、因精神障碍而不能给予知情同意的人；②容易受到胁迫或不正当影响的人，如等级群体中处于下级或是从属地位的成员（医学生、附属医院工作人员、制药公司雇员等）、接受社会生活福利费或社会援助的人、不治之症患者、不熟悉现代医疗概念的社会成员、服刑人员、无政治权利的人等。

弱势群体的保护：所有弱势群体都应该得到特殊的保护。对于没有直接受益的研究，要求研究风险不能大于最小风险。当受试者不能给予充分的知情同意时，要获得其法定代理人的知情同意，如有可能还应同时获得受试者本人的同意。应先研究弱势程度较小的群体，再研究弱势程度较大的群体。

第二节 中国伦理审查
的问题及对策

一、药物临床试验伦理审查存在的问题

1. 缺乏具有强制力的法规 完善的法律规范是解决临床试验中伦理问题的重要途径。目前中国伦理委员会开展工作主要依据《药物临床试验质量管理规范》《药物临床试验伦理审查工作指导原则》《涉及人的生物医学研究伦理审查办法》等规章制度，这些规章制度对药物临床试验起了极大的规范作用，但随着药物临床试验不断深入地开展，仍有一些过程需要完善，比如受试者受到损害后的赔付认定、标准和办法没有明确规定等。另外，从法律位阶上来讲，现有的规范都是规章制度，没有给伦理审查制度以上位法依据，也不能保障伦理委员会的法律地位。

2. 监督管理不足 对于伦理委员会的监管机制尚不够完善，虽然《涉及人的生物医学研究伦理审查办法》要求了"县级以上地方卫生计生行政部门应当加强对本行政区域涉及人的生物医学研究伦理审查工作的日常监督管理"，但尚无统一的监管规程，监督管理的力度不强。目前，中国的伦理委员会都设立在有临床试验资质的医院内，没有专门的机构来对其进行注册认证、等级评价、奖惩等统一管理。

3. 伦理专业素养相对薄弱 伦理审查的目的是保护受试者，只有从根本上提高研究者对受试者保护的意识，并在研究过程中认真履行保护受试者的职责，才能更好地保护受试者，因此研究者接受有关临床试验和伦理知识的培训显得尤为必要。此外，伦理委员会成员的审查能力和责任意识对确保伦理审查的科学性

和伦理合理性有着重要意义。目前中国研究者和伦理委员会成员接受规范化系统性培训的机会较少,多是以获得 GCP 证书为目的,接受短期的伦理培训,随即开展临床试验或伦理审查工作,他们的伦理知识仍相对薄弱,对受试者保护工作仍一知半解,更不能及时了解到国际国内最新法规、理念,限制了医学伦理审查事业的发展。

4. 跟踪审查落实不到位 伦理委员会从批准临床试验实施起至研究结束的整个过程,都要对研究进展进行跟踪审查。中国药物临床试验的伦理审查存在着重视初始审查,而忽视跟踪审查的现象。这就造成伦理委员会对临床试验过程中发生的严重不良事件、修改方案、违背方案等事件根本不知情,进而无法了解受试者保护工作的真实情况,无从保护受试者权益。

二、对策与建议

1. 完善受试者权益保护立法 药物临床试验发展迅猛,国际多中心研究越来越多地在中国开展,一方面能促进中国药物临床试验的国际化、规范化,但这也对中国的受试者权益保护工作提出了更高要求。只有依靠完善的、有强制约束力的系统法律法规作为指导和依据,才能保障伦理审查工作有条不紊地运行,真正有效地保护受试者权益。有学者建议中国可以参照西方各国建立伦理委员会的专门法规或是在《中华人民共和国药品管理法》中引入独立伦理委员会制度,将受试者保护上升至法律的位阶。

2. 建立有效的伦理委员会监管机制 中国对伦理委员会的监管评价机制比较薄弱,难以满足伦理审查规范化发展的需要,建立一个完善的制度与体系,以评估和考核伦理委员会的工作,应成为行政部门重点关注的方向。落实监管的主体,制定详细的监管规程。此外,中国应积极探索建立中国权威的伦理委员会认证体系,目前国内不乏一些伦理委员会已经向国外的认证机构申请认证。申请认证能持续提高伦理委员会的审查能力规范性,能促进伦理委员会的良性发展。但是一味追求国外的伦理认证也存在着一定的弊端,比如国内与国外的人文背景、价值观念等存在着客观差异,国外认证体系的要求并不一定完全适合中国的伦理审查;国外伦理认证势必需要提供中国的临床研究相关信息,这对临床研究的保密性是不利的。所以建立中国权威的伦理审查认证体系尤为必要。

3．加强医学伦理培训　建议相关管理部门建立专门的医学伦理培训机构，对伦理委员会成员及研究者进行系统规范化的培训，通过举办培训班、学术交流、讲座等多种形式进行自上而下的持续培训。医疗机构也应给伦理委员会委员及研究者提供培训，包括《赫尔辛基宣言》、GCP、《涉及人的生物医学研究伦理审查办法》、伦理审查要点、涉及人体研究的最新法律法规、典型案例等内容，不断提高药物临床试验中伦理道德和科学方面审查的能力和执行能力。

第三节　中国伦理审查面临的机遇与挑战

中国伦理委员会的建设始于 20 世纪 80 年代末 90 年代初，创立之初主要是为了促进医德医风建设，伦理审查只是其次要功能。随着现代科技的发展，生命科学和医学研究中遇到了大量的伦理学问题，为伦理委员会提供了新的使命，促进了伦理审查功能的发展，逐渐使伦理审查成为伦理委员会的主要功能。

中国伦理委员会和伦理审查经过 20 多年的发展历程，取得了一定的成绩，也积累了一定的经验，如伦理委员会的组织机构建设不断加强，伦理委员会的工作制度不断完善，伦理委员会的审查水平不断提高。在一定程度上，伦理审查已达国际水平，在保护受试者和提高临床研究质量方面起了很大的作用。

现代医学科学是建立在现代科学技术全面发展的基础上的，随着现代科学技术的发展，新的医学技术不断产生，新的药物不断被研发。现代生物医学与科学技术日新月异的发展对伦理道德产生了冲击，促使伦理思想、伦理理论、伦理实践、伦理审查从广度和深度上做出全方位、与时俱进的调整与应对。

近年来，国家越来越重视保护受试者的权益与健康，越来越重视降低或消除受试者承担的相关风险，伦理审查的地位越来越重要，对伦理审查的要求也越来越高。近期，国家颁布了很多规范临床试验/研究和伦理审查的法规和规范。例如，2013 年 12 月 12 日，北京市卫生和计划生育委员会发布了《北京市人体研究管理暂行办法》，2015 年 8 月 21 日，中华人民共和国国家卫生和计划生育委员会（以下简称"国家卫生计生委"）科技教育司发布了《干细胞临床研究管理办法（试行）》，2016 年 3 月 1 日，CFDA 和国家卫生计生委发布了《医疗器械临床试验质量管理规范》，2016 年 7 月 29 日，CFDA 发布了《临床试验的电子数据采集技术指导原则》《药物临床试验数据管理与统计分析的计划和报告指导原则》和《临床试验数据管理工作技术指南》，2016 年 10 月 21 日，国家卫生计生委法制司发布了《涉及人的生物医学研究伦理审查办法》，2017 年 1 月 20 日，CFDA 发布了《药物临床试验的一般考虑指导原则》。

除此之外，2006 年，国家食品药品监督管理局发布《药品 GMP 飞行检查暂行规定》，建立了飞行检查制度，对药品进行飞行检查。飞行检查有利于监管部门掌握药品生产企业药品生产的真实状况，克服药品 GMP 认证过程中存在的形式主义和检查走过场的不足，对药品 GMP 认证检查也起到了监督促进作用，飞行检查对受试者的保护、临床试验 / 研究的实施、伦理审查提出了更高的要求。

随着国家对受试者权益与健康、伦理审查的重视，伦理观念的更新，新技术的运用，新药物的诞生，临床研究和临床试验的迅猛发展，伦理审查工作必将面临更多生命领域的伦理学问题，这为伦理审查的发展和完善提供了新的机遇，同时也对伦理审查提出了更高的要求和挑战。纵观目前国内的伦理审查情况，笔者认为以下几个方面还需要进一步加强。

一、利益冲突的伦理审查

利益冲突是指个人的利益与其职责之间的冲突，即存在可能过分影响个人履行其职责的经济或其他的利益。利益冲突包含了机构利益冲突、研究者利益冲突、伦理委员会利益冲突、受试者监护人利益冲突、与公开研究结果有关的利益冲突等。临床试验的利益冲突可能会危及受试者的安全，科学的纯洁性，以及专家的学术使命，因而越来越受到公众、临床试验机构和政府的关注，也更加需要伦理委员会的详细审查。但是目前的伦理审查中有关利益冲突的识别还不是很到位，有关利益冲突的处理还不是很恰当，有关利益冲突的披露还不是很全面，有关利益冲突的处理对策还不是很规范。

二、多中心临床研究 / 试验审查

对于多中心临床试验的伦理审查，原国家食品药品监督管理局在 2010 年颁布的《药物临床试验伦理审查工作指导原则》中规定：多中心临床试验的伦理审查应以审查的一致性与及时性为基本原则；多中心临床试验可建立协作审查的工作程序。研究实施前，组长单位伦理委员会负责审查试验方案的科学性和伦理合理性；各参加单位伦理委员会在接受组长单位伦理委员会的审查意见的前提下，负责审查该项试验在本机构的可行性，包括机构研究者的资格、经验，是否有充分的时间参加临床试验以及人员配备与设备条件等。研究批准以后，各中心的伦理委员会应对本机构的临床试验实施情况进行跟踪审查。

指导原则虽然规定了协作审查的模式，但是由于指导原则并没有明确相应的机制以保障组长单位的伦理审查质量，也缺乏相应的机制对组长单位与参加单位之间进行审查职责划分。目前多中心临床试验/研究在伦理审查方面存在着一些需要解决的问题，例如，目前在组长单位伦理委员会审查质量尚且参差不齐的情况下，如何能确保组长单位对试验项目的科学性与伦理合理性审查的充分性？组长单位如何审查参加单位主要研究者的资质、能力、经验与时间？如果组长单位与参加单位在社区、文化等方面存在很大差异，又如何确保这些问题得到相应的审查与考虑？各参加单位伦理委员会对同一个方案进行审查，对试验方案会提出各种不同的修改意见，给申办者协调开展临床试验带来挑战的同时，又如何保证方案的一致性？如何解决多次伦理审查导致的重复劳动和试验开展的延误？

三、弱势群体的伦理审查

正如《赫尔辛基宣言》所言，受试者的安全和健康必须优于其他所有利益。药物临床试验/研究中，受试者的生命健康与人格尊严，不因其参与试验/研究而被剥夺；相反，因为其对人类健康和医学发展的特殊贡献，更应受到保护和尊重。

弱势群体是指那些相对地（或绝对地）没有能力维护自身利益的人。更正式地说，他们没有足够的权力、智力、教育、财力或其他必需的属性来保护他们的自身利益。儿童、孕妇、文盲、囚犯、终末期患者、神志不清的患者、精神病患者，甚至失业者、流浪者、难民、少数族群，都属于药物临床试验/研究中的弱势群体。如何对弱势群体进行充分的伦理审查和全方位的保护是药物临床试验/研究中的焦点和难点问题。

四、医疗技术的伦理审查

21世纪，科学技术的快速发展促进了医学技术的进步，促进了医学的发展，现代医学技术已广泛地应用于医疗活动，辅助生殖技术、基因技术、干细胞、克隆技术、器官移植等技术的发展，有效地解决了当今医学界的一些难题。但是它们在造福人类的同时，也带来了新的伦理冲突和问题，导致新的医学伦理难题的产生，这对传统的伦理审查提出了挑战。回顾历史，我们会发现医疗技术领域的每次突破与进步都会对人们的医疗观念和医疗行为带来不同程度的影响或冲击，伴随着产生新的伦理观念，同时也会带来新的伦理问题。

在审查新的医疗技术时，既要为受试者的安全、健康和权益保驾护航，又要为医疗技术能合理、公平、公正地运用于临床研究/试验保驾护航。

五、伦理审查的监督管理

伦理审查在一定程度上缺乏独立性和监督管理体制。目前绝大多数的伦理委员会是建立在医院内部的，往往缺乏独立的预算和组织结构设置，伦理委员会的经费和开展工作的场所并不是能完全得到保证的，很大程度上取决于医院主要领导对于伦理委员会工作的重视程度，对医学伦理重要性的认识程度以及伦理委员会主席个人魅力等，而不是从制度、组织结构上加以保证。同时，如果由于当事人对医学伦理的重要性认识不足，尤其当事人为权威者或者权力者时，正常的审查建议或审查否决，可能被曲解为"故意反对"或"故意刁难"。譬如临床试验部门或者科研部门或者项目的主要研究者，会把伦理审查建议或者伦理审查否决视为阻碍其发展的"绊脚石"，认为伦理委员会在凸显自己的权利，并会通过各种关系向伦理委员会"打招呼"或施压。伦理委员会在受到不当影响的情况下，是会有所妥协的。从严审查或否决审查项目时，对医院知名度的影响、对医院收入的影响、对项目负责人的影响等会影响伦理审查结果；在审查工作中，由于大部分委员是机构内成员，领导的看法、同事的情面、项目负责人的权威或权力等，都会在无形之中对伦理委员会委员形成一定的"胁迫"，不同程度地影响伦理委员会委员公平、公正地履行审查职责。而当伦理委员会审查的公平性受到影响时，没有相应的制度或者部门能够监督其职能的执行情况。

参考文献

[1] 卜擎燕, 熊宁宁, 吴静 . 临床试验中对照选择的国际伦理要求 [J]. 中国临床药理学与治疗学 ,2003,8(2):215-218.

[2] 汪秀琴, 熊宁宁, 刘芳, 等 . 临床试验方案的伦理设计 [J]. 南京中医药大学学报 (自然科学版),2004,20(1):51-53.

[3] 国家食品药品监督管理总局 . 药物临床试验质量管理规范 (修订稿)[EB/OL]. (2016-12-01). http://www.sda.gov.cn/WS01/CL0778/166981.html.

[4] 中华人民共和国国家卫生和计划生育委员会 . 涉及人的生物医学研究伦理审查办法 [EB/OL].(2016-10-12).http://www.moh.gov.cn/fzs/s3576/201610/84b33b81d8e747eaaf048f68b174f829.shtml.

[5] 杜文力, 吴丹 . 伦理委员会审查药物临床试验的现状及建议 [J]. 临床合理用药杂志 ,2014,7(2):159-160.

[6] 李义庭 . 中国机构伦理委员会建设 [M]. 北京 : 中国协和医科大学出版社 ,2013.

[7] 国家食品药品监督管理局 . 关于印发药品 GMP 飞行检查暂行规定的通知 [EB/OL]. (2006-04-24).http://www.sda.gov.cn/WS01/CL0055/10549.html.

[8] 汪秀琴, 熊宁宁, 刘沈林 , 等 . 临床试验的伦理审查 : 利益冲突 [J]. 中国临床药理学与治疗学 ,2004,9(3):358-360.

[9] 汪秀琴 , 罗晓琼 . 多中心临床试验的中心伦理审查 [J]. 中国新药杂志 ,2013,22(21):2516-2518,2528.

[10] 卜擎燕,熊宁宁, 吴静 .人体生物医学研究国际道德指南 [J].中国临床药理学与治疗学 , 2003,8(1):107-110.

[11] 张建平, 楼晓洁, 周宇升 . 从北京艾滋病药物试验案谈弱势受试人群的特殊保护 [J]. 中国临床药理学与治疗学 ,2008,13(7):832-836.

[12] 栾雪梅 . 临床试验 : 向新兴国家进发 [J]. 中国处方药 ,2007(5):23.

[13] Word Health Organization. Model guidelines on conflict of interest and model pro forma for a signed statement on conflict of interest[S].2003.

[14] US Food and Drug Administration. Policies and procedures for handling conflicts if interest with FDA Advisory Committee members, consultants, and experts[S].2000.

[15] US National Institutes of Health (NIH) Guide. Financial conflicts of interest and research objective issues for investigators and institutional review boards[S].2000.

[16] EFGCP.Policy on funding and conflicts of interest [S].2002.

[17] DUNN C M,GARY L C. Protecting study volunteers in research[M].2nd ed..2002.

第五章

美国的伦理审查

第一节　美国伦理审查的发展历程及法律法规

一、美国伦理审查的发展历程

20 世纪 50 年代，NIH 成立了临床医学中心（National Institutes of Health Clinical Center），作为专门用于进行临床研究的医院。1953 年 11 月 17 日，美国颁布了第一个要求对研究伦理进行委员会审查的联邦文件，这些文件仅适用于在 NIH 临床医学中心进行的研究。之后，美国在部分大学建立了委员会审查制度。调查表明，在 1961—1962 年，大约有 1/3 的美国大学医学院设立了伦理委员会，1/4 的美国大学医学院已经或者正在制定相关的文件。

20 世纪 60 年代开始，随着美国社会对涉及人的生物医学研究中的伦理问题的日益关注，以及对相关事件的讨论，美国伦理审查制度逐步发展。

1966 年，哈佛大学医学院麻醉科教授亨利·比彻在《新英格兰医学杂志》（New England Journal of Medicine）发表题为《伦理学和临床研究》（Ethics and Clinical Research）的文章，文中简要描述了 22 个案例。

在这些案例中，研究者是在没有告知受试者会遭受危险或者获得他们允许的情况下，实施了危及受试者的健康和生命的医学研究。其中一个案例是，为了研究预防链球菌感染并发症的替代方法，研究者有意没有为链球菌感染的军人使用青霉素，受试者也完全不知道他们是在参加一项研究，更不用说知晓面临罹患风湿热的风险。这项研究事实上造成了其中 25 位受试者患上风湿热。

比彻认为，在研究者中，诸如这样一些不符合伦理的或者说在伦理上有问题的研究并不是罕见的。尽管比彻并没有在案例中提及研究者的名字，但是他指出，这些存在伦理问题的医学研究发生在主要的医学院校、大学医院、私立医院、政府军队部门、政府机构等。

比彻的文章引起了极大的关注，这些研究中的不符合伦理的做法激起了公众的愤怒。

在当时发生的许多不符合伦理的医学研究中，引起公众对涉及人体医学研究中伦理问题关注的另一个案例，是由美国公共卫生署（U. S. Public Health Service，USPHS）开展的"塔斯基吉梅毒试验"。

1932年在美国亚拉巴马州梅肯县（Macon County，Alabama）开始的这项研究，旨在评估梅毒的自然病程。当时，梅毒在这一地区的男性非洲裔美国人中流行，大约有400名非洲裔美国人男性梅毒患者参加了此项研究，他们绝大多数人是没有文化而且社会地位低下的农民。许多研究者认为，进行这项研究并没有科学上的理由，因为20世纪初在挪威奥斯陆进行的一项研究已经很好地阐释了梅毒的自然病程，并且证实对隐性梅毒的治疗是标准的治疗。

塔斯基吉梅毒试验中，研究者并没有告知受试者这是一项研究，也没有告知受试者他们患有梅毒，并且没有告知他们的性伴侣面临的风险。甚至在20世纪40年代，当青霉素已经成为梅毒患者常规治疗方法的时候，研究者并没有为受试者提供使用青霉素进行治疗的机会；事实上，研究者反而采取了各种措施来确保受试者不能接受青霉素治疗，甚至不让受试者了解青霉素这一有效治疗的手段。

塔斯基吉梅毒试验持续了40余年，此项研究中不符合伦理的问题经新闻报道揭露后，引起美国社会的巨大震动，迫使美国卫生、教育和福利部（United States Department of Health，Education and Welfare，USDHEW）于1972年终止了此项研究。研究结束时，只有74名受试者幸存，至少28名受试者死于梅毒，100多名受试者发生了梅毒引起的并发症，40多名受试者的妻子受到了感染，他们的后代也感染了梅毒。

20世纪50—60年代，不论是研究者个人，还是政府部门，在进行医学研究的过程中，通常忽视了受试者的知情同意，并且将一些受试者置于危险境地。1966—1973年，由比彻（Beecher）和新闻报道揭露的案例，促使由NIH和美国食品和药物管理局（U. S. Food and Drug Administration, FDA）主导的政策发生了根本性的改变。一方面，这两个机构对国会的压力特别敏感，担心对研究者行为的批评会引起严重的削减预算；另一方面，这两个机构也认识到研究者与医生一样，应当保护受试者的福祉。然而，事实上研究者和受试者之间存在着利益冲突：研究者希望获得知识，而受试者希望得到治疗或者福祉。

由于政治的压力和这些新的认识，NIH 和 FDA 对涉及人的医学研究法规做了根本性的改变。1966 年，NIH 通过美国公共卫生署（USPHS）颁布了针对所有联邦资助的涉及人的试验指南：规定获得和保存受试者知情同意的文件证据是接受资助的机构的责任；授权与研究项目没有直接关系的机构委员会对研究者进行审查评价；另外，制定了指导委员会的标准，即这个审查一定要处理个人的权利和福祉、获得知情同意使用的方法、研究的风险和可能的受益。这是第一次将传统上基于医生个人道德感做出的决定置于集体监管之下。这些新规则的核心是同行审查委员会的监管，也就是称之为机构伦理委员会的监管。随着机构伦理委员会的建立，临床研究者不再可以单方面决定计划开展的研究项目是否是符合伦理的，他们不得不按照联邦指南的规定正式回应同行的问题。

1966 年 8 月 30 日，FDA 颁布了"关于同意将试验新药用于人体的政策声明（Statement on Policy Concerning Consent for the Use of Investigational New Drugs on Humans）"。依据各种国际准则，比如《赫尔辛基宣言》，该声明区分了治疗和非治疗性研究，并且禁止开展所有的非治疗性研究，除非受试者做出了同意。FDA 的规定代表了在研究者和受试者之间权衡权利的一个新阶段。

美国国会很快也开始关注人体试验和医学伦理学。1974 年，美国国会通过了《国家研究法案》（*National Research Act*），规定建立国家保护生物医学和行为研究人类受试者委员会（National Commission for the Protection of Human Subjects of Biomedical and Behavioral Research），其职责主要是向联邦机构的规定提供建议，以保护研究中受试者的权利和福祉。该委员会由 11 名成员组成，成员来自公众、政府，及自然科学、社会科学领域，包括医学、法律、伦理、神学、生物科学、哲学、卫生管理，以及公共事务。尽管国家委员会的建议本身没有强制权力，但是其中大多数的建议成了法律规章，进一步加强了对人体试验的管理。国家委员会支持机构伦理委员会的监管作用，成功地建议当研究是将脆弱群体（诸如犯人、智力障碍人士和儿童）作为受试者时，应当给予受试者特殊的保护。

1978 年，国家委员会发布了《贝尔蒙报告》。报告论及监管研究中应当运用的伦理原则，即：尊重人、有利和公正。《贝尔蒙报告》不仅影响了伦理学研究，而且对专业学科——生命伦理学的出现产生了重要的影响。

1981 年，美国卫生、教育和福利部修改了 NIH 的有关人体试验的相关规定，其中重要一项便是增加了有关保护受试者的条款。1991 年，此条款中有关知情同意和伦理委员会运作的部分被美国联邦政府部门采纳，产生了《共同规则》（Common Rule），作为管理人体试验规范的标准文件。

二、美国伦理审查的法规与政策

美国伦理审查的法律法规依据有国际性的规范和指南，如《赫尔辛基宣言》、CIOMS 与 WHO 合作完成的《国际人体生物医学研究伦理指南》（*International Ethical Guidelines for Biomedical Research Involving Human Subjects*）、ICH 制定的《药物临床试验质量管理规范》等。

美国根据本国情况制定的相关法规、政策、指南也是进行伦理审查的依据，其中包括：《贝尔蒙报告》、HHS 颁布的保护人类受试者的法规——联邦法规第 45 部分第 46 段（以下简称"45 CFR 46"）、共同规则（45 CFR 46 Subpart A）和 FDA 发布的人类受试者保护法规——21 CFR 50、21 CFR 56、21 CFR 312、21 CFR 812。

1. 贝尔蒙报告　美国国家委员会于 1979 年发布的《贝尔蒙报告》主要包括以下三方面的内容。

（1）区分医疗和研究。将生物医学与行为研究和已经公认的治疗实践区分开来是非常重要的，其目的是为了了解什么样的行为应当进行审查，从而保护人类受试者。医疗和研究之间的区别主要在于其目的不同。医疗的目的是为了给患者个体提供诊断、预防或者治疗，仅仅是为了增进患者个体的健康，并且有取得成功的合理期望。与之相比，研究的目的是为了检验某种假设，有可能得出结论，从而促进或者发展可普遍化的知识。通常，研究需要设计一个正式的方案，阐明目的以及为了达到此目的而设计的一系列的程序。

（2）基本伦理原则。基本伦理原则主要用于对人的行动进行判断，与研究伦理学相关的基本伦理原则主要有三个——尊重人、有利和公正。

1）尊重人。尊重人不仅指应当以具有自主性的个体来对待人，而且指自主性降低的人有权利得到保护。因此，尊重人的原则有两个道德要求：对自主性的承认；对自主性降低的人的保护。

2）有利。以符合伦理的方式对待人，不仅是尊重他们的决定，防止他们受到伤害，而且应当努力保护他们的福祉。有利是一种责任，应当遵循两个基本规则：不伤害；使得可能的受益最大化，可能的伤害最小化。

3）公正。公正所要回答的一个问题是：谁应当在研究中获益，谁应当承担研究的负担？当一个人理应从研究中受益，但是却在没有充分理由的情况下被拒绝获益，或者将负担不正当地强加到一个人身上时，就发生了不公正。

（3）基本伦理原则的应用。在研究中应用这三个基本伦理原则的时候，应当考虑三个要求：知情同意、风险/受益评估和研究中受试者的选择。

1）知情同意。尊重人要求知情同意，并且知情同意应当满足充分的标准，知情同意的过程应当满足三个要素，即：信息、理解和自愿。

信息：一般来说，信息主要包括研究的程序、目的、风险和预期的受益、其他可选择的治疗方法、受试者有机会提问以及在研究的任何时候可以退出的声明；其他信息包括如何选择受试者、负责研究的人等。

理解：传递信息的方式和背景与信息本身同样重要。例如，以没有条理而快速的方式告知信息、不给予受试者充分考虑的时间或者没有给予受试者进行提问的机会，所有这些都会给受试者做出有知情的选择造成负面的影响。研究者有责任确定受试者已经理解了相关信息。当受试者的能力严重受限的时候，应当制定特别的规定。如果这些受试者拒绝参加研究，研究者应当予以尊重，除非该研究一定会提供给这些受试者其他任何地方都不能获得的治疗方法。为了避免这些受试者受到伤害，研究者应当寻求第三方人员的允许。第三方人员的选择应当是最可能理解没有能力的受试者的境况，并能够代表他们的最佳利益。

自愿：自愿的知情同意要求没有强迫和不正当的影响。

2）风险/受益的评估。风险/受益的评估需要一系列相关的资料，包括获得研究中受益的其他方法。因此，评估风险/受益应当有系统而全面收集研究中信息的机会和责任。对于研究者来说，风险/受益的评估是考察研究设计是否合适的一种方法。对于审查委员会，风险/受益的评估是确定受试者可能承担的风险是否可以得到辩护的一种方法。对于可能的受试者，风险/受益的评估有助于他们决定是否参加该项研究。

3）受试者的选择。公正原则要求选择受试者要有公正的程序和结果，包括社会和个人两个层面。个人公正要求研究者公平地对待受试者，不应当将可能有益的研究纳入他们喜欢的患者，也不应当将具有风险的研究纳入他们不喜欢的患者。社会公正要求应当根据受试者本人的情况和研究可能对他们的影响，区分谁应当参加某项研究和谁不应当参加某项研究。

2. 45 CFR 46　1981 年，HHS 颁布了 45 CFR 46。该法规最近一次修订是在 2009 年 1 月 15 日，于 2009 年 7 月 14 日生效。目前，45 CFR 46 包括 A、B、C、D、E 五个部分（Subpart）。

（1）Subpart A。是有关保护人类研究受试者的基本政策，其中涉及了机构伦理委员会的成员、职责、运作、对研究的审查、快速审查（expedited review）的程序、审查批准的标准、暂停或者终止已经批准的研究、机构伦理委员会的记录等内容。

（2）Subpart B。是对研究中涉及的孕妇、胎儿和新生儿受试者的额外保护的相关内容，其中包括伦理审查委员会在审查涉及孕妇、胎儿和新生儿的研究时的责任。

（3）Subpart C。是对生物医学研究中涉及的犯人受试者的额外保护的相关内容，其中包括在审查以犯人作为受试者的研究时，机构伦理审查委员会的组成、额外的责任。

（4）Subpart D。是对生物医学研究中涉及儿童受试者的额外保护的相关内容，其中包括伦理审查委员会的责任。

（5）Subpart E。是有关机构伦理委员会注册的内容，包括：什么样的机构伦理委员会必须注册；当注册一个机构伦理委员会时需要提供什么信息；一个机构伦理委员会在何时必须注册；一个机构伦理委员会如何注册；机构伦理委员会注册信息在何时必须更新。

3. 共同规则　目前的美国人类受试者保护体制深受《贝尔蒙报告》的影响。共同规则，即保护人类受试者联邦政策（Federal Policy for the Protection of Human Subjects）于 1981 年发布，由 15 个联邦部门和机构分别对其进行了编纂，其中包括农业部、能源部、国家航空航天局、商务部、消费品安全委员会、国际开发署、住房及城市发展部、司法部、国防部、教育部、退伍军人事务部、环境保护署、健康及人类服务部、国家科学基金会、交通部。另外，尽管中央情报局、国土安全部、社会保障局没有以法规的形式颁布共同规则，但是这三个部门和机构遵从 45 CFR 46 的所有规定。

HHS 颁布的法规 45 CFR 46 中的 A 部分（Subpart A）也被称为联邦政策或共同规则。每个机构制定的法规的内容都与共同规则一致。共同规则概述了机构伦理委员会的基本规定、知情同意，以及确保遵从该法规。由每个联邦部门或者机构进行或者资助的涉及人类受试者的研究需要遵从该部门或者机构的法规。

4. FDA 发布的人类受试者保护法规：21 CFR 50、21 CFR 56、21 CFR 312、21 CFR 812　FDA 是 HHS 的一个机构，负责管理其管辖范围内产品的临床试验，比如药物、生物产品和医疗设备。FDA 发布的人类受试者保护法规包括 21 CFR 50、21 CFR 56、21 CFR 312、21 CFR 812。

（1）21 CFR 50。21 CFR 50 主要是与知情同意相关的法规，规定了知情同意的要求、知情同意的要素、知情同意书的文件、知情同意的例外情况等内容。该法规要求研究者需要向机构伦理委员会提供有关知情同意的文件，机构伦理委员会负责确保知情同意书中包含充分的信息要素，并且负责审查研究中的知情同意符合该法规的所有相关规定。另外，该法规指出，对临床试验中儿童受试者应当予以额外的保护，机构伦理委员会应当负责确保此类临床试验中的知情同意符合该法规的相关要求。

（2）21 CFR 56。21 CFR 56 是关于机构伦理审查委员会的法规。该法规规定了机构伦理委员会的组成标准、运作、职责。机构伦理委员会审查范围主要包括由 FDA 管理的临床试验，以及用于 FDA 批准的产品的研究和上市允许申请的临床试验，包括食品、营养保健品、婴儿配方奶粉、食品和色素添加剂、人用药品、人用医疗器械、人用生物制品、电子产品。遵从该法规主要是为了保护临床试验中人类受试者的权利和福祉。

（3）21 CFR 312。21 CFR 312 主要是研究性新药申请的相关规定，涉及对使用研究性新药进行管制的程序和要求，包括 FDA 对研究性新药申请递交和进行审查的程序和要求。该法规规定，研究者要保证有一个机构伦理委员会遵从本法规，负责对临床试验进行初始审查和持续审查，并且批准提出的临床试验。研究者也要保证迅速地向机构伦理委员会报告如下情形：研究中的所有改变；所有非预期的问题，包括对人类受试者或者其他人的风险。研究者要保证在没有机构伦理委员会批准的情况下，不能对研究做出任何的改变，除非做出的改变是为了消除对人类受试者的明显的直接危害所必需的。

（4）21 CFR 812。21 CFR 812 主要是对研究性器械的相关规定，涉及为确定器械的安全和有效性而进行的临床试验的程序和要求。该法规要求进行审查和批准临床试验的机构伦理委员会的组成、职责和运作应当遵从 21 CFR 56 的相关规定。机构伦理委员会应当对临床试验进行审查，并且有权利批准临床试验、要求对临床试验进行修改、不批准临床试验。如果没有机构伦理委员会，或者 FDA 发现机构伦理委员会的审查是不充分的，申办方可以向 FDA 提请申请。机构伦理委员会应当对临床试验进行持续的审查。如果发现某临床试验涉及具有重大风险的器械，机构伦理委员会应当提醒研究者和申办者，申办者应当不开展此临床试验。

第二节　美国伦理委员会的组织和管理

一、美国伦理委员会的组织

美国机构伦理委员会是由各研究机构负责建立，每个机构伦理委员会都是各自独立运行，负责对本机构内进行的涉及人的生物医学研究项目进行伦理审查，旨在保护人类受试者的权利和福祉。

美国 HHS 和 FDA 对机构伦理委员会的组成规定完全一致。根据 45 CFR 46 和 21 CFR 56 的规定，每个机构伦理委员会至少由 5 名成员组成。这些成员应当具有不同的背景，以促进对本机构通常开展实施的研究活动进行完整而充分的审查。机构伦理委员会成员应当具有足够的经验和专业知识，成员的背景应当多元化，包括不同种族、不同性别、不同文化背景，并且有能力处理诸如不同群体的看法等问题，从而促进尊重机构伦理委员会为保护人类受试者权利和福祉而做出的建议和咨询。除了具有审查研究项目所必需的专业能力，机构伦理委员会应当根据机构承诺和规定、适用法律、专业行为标准确定是否可以接受各个研究项目。因此，机构伦理委员会应当包括熟知这些领域的人员。如果机构伦理委员会经常审查涉及脆弱群体的研究项目，比如儿童、犯人、孕妇，或者残障人士、智力障碍人士，应当考虑纳入一位或者多位熟知这些受试者和具有与这些受试者相关工作经验的人员。

在性别组成方面，机构伦理委员会应当确保委员不完全是由男性或者女性组成，应当由不同性别的人员组成，以避免造成性别歧视。机构伦理委员会的委员也应当是由不是同一个专业背景的人员组成。专业背景方面，每一个机构伦理委员会应当包括至少一位科学领域的专业人员，和至少一位非科学领域的人员。这些专业人员可以分别从科学角度和非科学角度考量研究项目。每一个机构伦理委员会应当包括至少一名机构外人员，即非本机构的人员，并且这位委员没有直系亲属在该机构就职。

如果机构伦理委员会的委员，会与研究项目存在利益冲突，则该委员不应当参加该项目的初始审查或者持续审查，除非该委员提供机构伦理委员会要求的信息。如果机构伦理委员会发现审查的研究项目中有些问题超出了委员的审查专业能力，伦理委员会可以邀请具有特殊专业背景的人员帮助审查。但是这些人不能参与机构伦理委员会对该研究项目的投票。

二、美国伦理委员会的管理

美国负责对机构伦理委员会进行监管的部门主要是美国人类研究保护办公室（Office of Human Research Protection，OHRP）和 FDA。

1. OHRP 对机构伦理委员会的监管　OHRP 是 HHS 的一个下属部门，主要负责对由 HHS 主持开展或者资助的涉及人类受试者的研究项目进行监督，旨在保护人类受试者的权利和福祉。OHRP 一方面根据其制定的《评估机构的遵从监督程序》（*Compliance Oversight Procedures for Evaluating Institutions*），对机构伦理委员会进行有因遵从监督评估（for-cause compliance oversight evaluations）与无因遵从监督评估（not-for-cause compliance oversight evaluations）；另一方面，通过机构伦理委员会注册及联邦范围保证（federal wide assurance，FWA）对机构伦理委员会进行监督管理。

（1）有因遵从监督评估。当收到来自受试者及其家属、研究相关人员（比如研究者、研究协调人员、机构人员和研究出版者等）等的有关机构不遵从 HHS 相关规定的书面投诉时，OHRP 有权决定是否进行有因遵从监督评估。投诉人可以通过信件、电子邮件或者传真递交机构不遵从相关规定的投诉，另外，OHRP 也接受投诉人的匿名投诉。

当 OHRP 收到不遵从投诉后，会根据该项涉及人类受试者的研究，是否是由 HHS 进行或者资助的，来决定 OHRP 是否有权对该不依从投诉进行评估。

如果 OHRP 有权对可能的不依从投诉进行评估，并且选择进行有因评估，OHRP 会向开展该项研究的机构发出初始调查信，通知该机构 OHRP 正在对其进行人类受试者研究保护方面的评估。初始调查信会描述不遵从 HHS 规定相关方面的投诉，以及可能违背了的相关规定。此调查信会要求机构对不遵从 HHS 规定进行调查，并对此做出书面的回复及提供相关支持性文件。如果发现该机构进行的研究出现了不遵从 HHS 的情况，初始调查信会要求机构制定并提交一个整改行动计划，对 OHRP 的遵从监督评估程序做出解释说明。同时，OHRP 也会向该需要进行审议的研究项目的主要研究者发出初始调查信。

OHRP 会对机构针对初始调查信提交的回复文件进行评估，以确定是否需要递交其他补充资料来决定是否有证据表明该研究没有遵从 HHS 的相关规定。如果需要，OHRP 也会咨询外部专家，帮助进行有因遵从监督评估。基于机构的回复和从投诉人及其他方面收集到的相关信息，OHRP 会向该机构发布最终决定信函。如果决定的结论是机构没有遵从 HHS 的规定，OIIRP 会在信函中说明机构需要提交整改行动，从而可以充分解决其没有遵从 HHS 相关规定的行为。如果该机构没有递交一个充分的整改行动计划来解决不遵从 HHS 规定的问题，OHRP 会要求该机构在规定时间之前，制定并递交书面的合适的整改行动计划。如果需要，OHRP 可以参与帮助该机构制定整改行动计划。OHRP 也会为该机构改善人类受试者保护体系提供建议，该机构可以实施这些建议，也可以不实施这些建议。

（2）无因遵从监督评估。无因遵从监督评估是在没有不遵从 HHS 规定投诉的情况下进行。OHRP 选择一些机构进行无因遵从监督评估是基于一系列的考虑，包括：①该机构进行的研究中 HHS 进行或者资助的研究的数量；②按照 HHS 规定的要求，该机构是否有向 OHRP 报告的水准相对低的历史；③按照前次进行的有因遵从监督评估，有必要对整改行动的实施进行评估；④地理位置；⑤由专业公认的人类受试者保护项目认证群体认证的状态；⑥由其他监管机构（比如 FDA）或者当前参加的质量改善项目（比如 OHRP 的质量改善项目）对人类受试者保护进行评估的当前状况。

当 OHRP 决定进行无因遵从监督评估时，OHRP 会要求该机构提供有关机构人类受试者保护项目的相关信息，包括：IRB 政策和程序；近期 IRB 会议记录；IRB 审查的正在进行的研究项目清单。OHRP 的初始书面通知也会表明评估是否会包括对机构人员、IRB 成员、研究者进行访谈，OHRP 是否会对该机构的人类受试者保护进行现场评估。

在进行无因评估过程中，OHRP 会决定是否需要其他的信息，用以决定该机构是否有违背 HHS 规定的证据。因此，无因遵从监督评估最初是基于访谈或者是邮寄的文件，接下来会扩展到进行一次现场评估。如有必要，OHRP 会咨询外部专家，帮助进行无因遵从监督评估。

评估之后，OHRP 会向该机构发布一份信函，其中包括 OHRP 对该机构在人类受试者保护方面，比如 IRB 运作政策和程序，是否遵从 HHS 规定的决定、OHRP 对此的顾虑和建议。如果 OHRP 的结论是该机构没有遵从 HHS 的规定，OHRP 会在信函中要求该机构提供整改行动计划，以及这些整改行动计划解决不遵从 HHS 规定的程度。如果该机构没有提交一份充分的解决不遵从 HHS 规定的整改行动计划，OHRP 会要求该机构在规定时间前制定并提交一份书面的整改行动计划。OHRP 会对整改行动计划进行评估，并且会为该机构制定整改行动计划提供帮助。

（3）IRB 注册与 FWA。根据 HHS 制定的 45 CFR 46 的规定，要求审查由 HHS 进行或者资助的涉及人类受试者的研究项目的所有 IRB 必须在 HHS 进行注册，并且要进行由 OHRP 批准的 FWA。IRB 应当在进行 FWA 之前进行 IRB 注册。经 OHRP 审查并接受后，IRB 注册才开始有效，有效期为 3 年。每个 IRB 每 3 年进行一次注册更新。

根据 HHS 制定的 45 CFR 46 的规定，在进行 IRB 注册时，要求机构提供所有正在进行的研究项目的大约数量，以及正在进行的由 HHS 承担或者资助的研究项目的大约数量。正在进行的研究项目是指 IRB 在近 12 个月内通过会议审查，或者是通过快速审查程序进行的初始审查或是持续审查。如果 IRB 审查的研究项目同时受到 OHRP 和 FDA 的监管，则该机构必须提供由 FDA 监管的正在进行的研究项目的数量，并且描述研究项目中涉及的产品的类型，比如生物制品、色素添加剂、食品添加剂、人用药物或者医用设备。

IRB 注册对 IRB 的成员有一定的要求。在 IRB 注册时，机构应当提供 IRB 全职管理人员的数量。根据 HHS 制定的 45 CFR 46 的规定，IRB 必须包括至少 5 名具有不同背景的成员，从而可以对研究项目进行充分的审查；IRB 必须既包括男性成员，也包括女性成员；IRB 必须包括至少一名科学领域的成员和一名非科学领域的成员；IRB 必须包括一名该机构之外的成员，并且其直系亲属与该机构没有隶属关系；IRB 也不应当允许与研究项目具有利益冲突的成员参加该项目的初始审查或者持续审查。

HHS 人类受试者保护规定和政策要求，任何机构进行由 HHS 进行或者资助的涉及人类受试者的研究必须提交一份遵从 OHRP 的书面保证。FWA 是 OHRP

接受和批准的遵从 HHS 规定保证的唯一形式。从事非 HHS 联邦机构开展或者资助研究项目的机构应当向资助方咨询是否 FWA 对该类研究项目适用。提交 FWA 表明该机构承诺将遵从 45 CFR 46 的相关规定，以及保证的相关条款。FWA 的有效期为 5 年，需要每 5 年进行一次更新。

设立 IRB 的机构在向 OHRP 登记后，才能对 HHS 进行或者资助的研究项目进行审查及开展此类研究。如果该机构没有注册的 IRB，则可以成立并注册一个 IRB，也可以签署协议要求经过注册的独立的 IRB，或其他机构的经过注册的 IRB 对研究项目进行审查。

2. FDA 对 IRB 的监管　FDA 对 IRB 监管的主要依据是 21 CFR 50（保护人类受试者）、21 CFR 56（机构伦理委员会）、21 CFR 312（新药研究申请）以及 21 CFR 812（试验用器械豁免）。FDA 对 IRB 进行监管的目的是确定 IRB 的运作是否遵从目前 FDA 的规定和法定要求，并且遵循其制定的书面程序。

其监管方式主要有监督性检查和专项检查。监督性检查主要是指 FDA 定期对 IRB 的审查工作及其程序进行例行检查，包括对 IRB 的运作和审查记录进行检查。专项检查是不定期的检查，通常在 FDA 接到对某研究项目的投诉、临床研究者行为不当或者研究过程中出现了安全性问题时，对该项目的 IRB 审查情况进行现场检查。

FDA 主要检查的是 IRB 的成员记录、IRB 的程序和指南、过去一年的 IRB 会议记录、主要研究者向 IRB 递交的项目资料、IRB 向主要研究者发送的与研究相关的资料以及这些研究项目的其他相关资料。FDA 工作人员会与机构负责人和 IRB 的代表进行面谈，共同讨论检查中发现的问题。

如果 FDA 进行检查过程中发现 IRB 存在有不遵从 FDA 规定的问题，FDA 的检查员会向该 IRB 出示一份口头或者书面报告。FDA 随后也会向 IRB 及其隶属的机构发出书面信函，通知该 IRB 不合规的问题，并且要求 IRB 或者其隶属的机构在 FDA 规定的期限内，对该信函做出答复，提供 IRB 及其隶属机构的整改行动计划，从而使其可以遵从 FDA 的相关规定。

针对 IRB 及其隶属机构的答复，FDA 会制定一个再次进行检查的时间表。如果 IRB 或者其隶属机构没有采取适当的整改行动，FDA 会要求 IRB 不可以审查新的研究项目，该机构也不可以进行新的研究项目；FDA 也可以要求其正在进行的研究项目不可以继续招募新的受试者；FDA 如果发现正在进行的研究项目会危及受试者，也可以要求该研究项目中止进行。FDA 认为 IRB 所隶属的机构对 IRB 的运作负有责任。当不遵从 FDA 的相关规定严重危及了人类受试者的权利和福祉时，FDA 会将 IRB 在运作中存在的缺陷通报给州和联邦管理机构以及其他与此存在直接利益的部门。如果 IRB 及其隶属的机构不在限定的期限内做出整改，并且其情节严重时，FDA 可以召开听证会，决定是否取消 IRB 及其隶属机构的资格。

第三节　美国机构伦理委员会的伦理审查及要求

依据 45 CFR 46 的规定，美国 IRB 对研究项目的审查，包括对项目的初始审查与持续审查。IRB 对项目的审查的主要方式有会议审查和快速审查。IRB 有权对研究项目做出批准、修改后批准或者不批准的审查结论。

一、IRB 的运作

IRB 应当制定书面的审查流程，并遵循其工作程序。其中包括诸如 IRB 对研究项目进行初始审查和持续审查的审查程序；IRB 将其发现的问题和付诸的行动通报给研究者及其机构的流程规定；IRB 确定需要每年至少对研究项目审查一次的规定；确保研究过程中发生的变化，可以快速地报告给 IRB 的程序，并且规定研究项目发生的变化应当在 IRB 审查批准后才可以实施。但是，也需要规定如果这些变化是为了消除对受试者的伤害所必须采取的措施，则可以在 IRB 审查批准之前实施。

此外，IRB 应当制定并遵循将某些情况向 IRB、机构相关负责人以及部门的领导快速报告的书面工作程序，这些情况包括：研究过程中出现令受试者及其他人遭受非预期风险的问题；严重或者持续不遵从 45 CFR 46 的规定或者 IRB 的要求或者决定的情况；IRB 批准暂停或者终止研究项目的情况。

IRB 应当规定会议审查需要保证绝大多数的委员参会，并且其中至少包括一名非科学领域的委员出席会议。在出席会议的绝大多数委员同意批准的前提下，IRB 才可以做出批准的审查结论。

二、IRB 对研究项目的审查

1. IRB 对知情同意的审查 IRB 会对研究项目的知情同意进行审查，要求研究者提供知情同意书。IRB 要求，研究者应当首先获得受试者或者其法定代理人的法律上有效的知情同意。在进行知情同意的过程中，研究者应当给予受试者或者其法定代理人充分的机会来考虑是否参加此项研究，尽可能避免胁迫或者不正当的影响。提供给受试者或者其法定代理人的信息的语言，应当是其可以理解的语言。

知情同意中应当明确告知受试者或其法定代理人即将参加的是一项研究；解释研究的目的；描述受试者需要参加研究可能的时间、研究的流程等研究相关信息。知情同意中应当描述研究中对受试者产生的任何合理的、可预期的风险或者不便；受试者或者其他人可能会从研究中获得的合理的受益；可能有利于受试者的其他合适的治疗方法或者过程。知情同意中应当保证受试者的任何可识别的信息将会受到保护。对于大于最小风险的研究，知情同意中应当解释是否会对受试者提供任何补偿；如果发生伤害，是否会提供任何的医疗措施，以及医疗措施是什么。知情同意中应当说明，当受试者对其权利和研究项目产生疑问时，可以联系和咨询的人员姓名；当受试者发生研究相关的伤害时，可以联系的研究人员的姓名和联系方式。

知情同意中应当明确说明参加研究是自愿的；受试者可以拒绝参加研究，也可以在任何时候退出研究项目，不会因此受到任何处罚、丧失任何可以获得的受益。根据研究项目所涉及的内容，知情同意中可以包括其他的信息，比如，研究中的干预措施可能会对受试者产生的非预期的风险、研究者预计在受试者没有同意的情况下可能会终止受试者参加研究的情形、受试者参加研究可能会产生的额外费用以及参加研究的受试者的数量等。

2. IRB 的持续审查 IRB 对已经通过初始审查的研究项目进行持续审查的目的，是为了确保研究中人类受试者的权利和福祉受到了保护。根据 HHS 制定的 45 CFR 46 的规定，机构或者 IRB 应当制定 IRB 进行持续审查中需要遵循的书面工作程序。这些书面的工作程序是为了确保 IRB 具有对在研的项目进行定期审查的框架。IRB 需要做出对研究项目进行持续审查的相关规定、向研究者和机构通报审查结果的规定、确定 1 年内需要多次进行审查的研究项目的情形的规定、保证研究者可以将研究中发生的变化快速报告给 IRB 的规定等。

OHRP 建议，IRB 应当在对研究项目进行初始审查时，在批准该项目的同时确定对该项目进行持续审查的时限，其依据主要包括：研究项目的风险性质、风险的不确定程度、受试者的脆弱性、研究者的经验以及研究项目是否涉及创新性的干预措施等。通常情况下，当在研项目对研究方案和知情同意书进行修改时，IRB 需要对该项目进行持续审查。另外，当在研项目对受试者或者其他人产生了非预期的风险时，IRB 也需要对其进行持续审查。IRB 必须定期对研究项目的风险程度进行持续的审查，并且审查的时限通常应当是每年不少于一次。

IRB 参加进行持续审查的委员，通常情况下，不应当与研究项目存在利益冲突。持续审查的形式主要有会议审查和快速审查。会议审查要求绝大多数的 IRB 委员会出席会议，并且其中至少有一位非科学领域的委员参会。在绝大多数出席会议的委员同意的情况下，IRB 才可以做出批准的审查结果。IRB 做出批准的审查结果意味着 IRB 确定已经对该研究项目进行了持续审查，该研究项目可以持续开展。

一般来说，如果一个研究项目在初始审查时符合进行快速审查的条件，则在进行持续审查时，也可以利用快速审查的方式对其进行审查。另外，尽管有些项目在之前的审查时利用的是会议审查的方式，但是，在有些情况下可以在持续审查时利用快速审查的方式，主要包括：研究项目还没有招募新的受试者；所有的受试者已经完成了所有的研究相关的干预措施；研究项目正在进行的是对受试者的长期随访；已经不再招募受试者，并且已经确定没有额外的风险产生；研究项目仅剩余进行数据分析。

对于实施快速审查的项目，通常由 IRB 主席或者由其指派的一位或多位有经验的 IRB 委员对研究项目进行审查，审查者实施 IRB 对项目的持续审查权。OHRP 也可以限制、暂停、终止 IRB 利用快速审查对研究项目进行持续审查，或者选择不授权 IRB 利用快速审查对研究项目进行持续审查。

IRB 对在研项目进行持续审查时主要从四个方面进行审查：研究风险的评估和监管；获得知情同意的过程是否充分；研究者和机构存在的问题；研究的进展过程。IRB 应当关注研究者是否提供了新的信息，根据这些新信息，IRB 是否应当改变之前的决定，尤其是判断是否需要改变之前对受试者可能的风险或者受益的评估结果。另外，IRB 也应当评估研究方案和（或）知情同意书是否有修改的必要。

IRB 有权利不批准那些没有满足相关标准的在研项目，或者要求在研项目根据相关标准进行修改。如果在研项目没有满足所有的审查标准，IRB 必须要求该项目进行修改，从而使其满足标准。IRB 也必须要求该在研项目推迟进行，或者不批准该项目的进行。

3. IRB 的快速审查　与会议审查相对，快速审查是由 IRB 主席或者由其指派的一位或者多位有经验的 IRB 委员对研究项目进行审查。IRB 的审查人员可以实施 IRB 的所有权利，但是他们没有权利做出不批准研究项目的结论。只有经过会议审查才能做出不批准该研究项目的审查结论。根据 45 CFR 46 的规定，HHS 可以限制机构或者 IRB 使用快速审查的权利。HHS 机构或者部门的负责人可以限制、暂停、终止机构或者 IRB 使用快速审查的方式，也可以选择不赋予机构或者 IRB 利用快速审查方式的权利。

快速审查主要适用于可能产生的风险小于最小风险的研究项目，以及做较小修改的已经批准的在研项目的审查。对于具有最小风险或者大于最小风险的研究项目的初始审查，一般来说，快速审查是不合适的。另外，对于研究可能会危及受试者的刑事或者民事责任，或者对受试者的经济情况、就业、保险、名声造成伤害，或者造成污名化的伤害，则该研究项目不能运用快速审查，除非实施了合理且适当的保护措施，以使得因侵犯隐私和违背保密所产生的风险不会大于最小风险。

三、IRB 审查批准研究项目的要求

根据 HHS 制定的 45 CFR 46 的规定，不论是利用会议审查还是快速审查，也不论是针对研究项目的初始审查还是在研项目的持续审查，IRB 审查批准研究项目的标准是一致的。这些标准为 IRB 评估研究项目提供了框架，即当 IRB 确定该在研项目满足以下所有条件时，可以做出批准的审查结论。

（1）对受试者的风险最小化。①研究方法与合理的研究设计一致，并且没有使受试者遭受不必要的风险；②对受试者实施的研究方法已经用于诊断或者治疗目的。

（2）与预期的受益相比，对受试者的风险是合理的。在评估风险和受益时，IRB 应当仅考虑与研究相关的风险和受益，不需要考虑与治疗相关的风险和受益。IRB 不应当考虑应用研究中获得的知识可能产生的长期影响。

（3）受试者的选择是公平的。在进行评估中，IRB 应当考虑研究的目的、开展研究的背景，尤其应当注意涉及脆弱群体时，比如儿童、犯人、孕妇、智力障碍人士或者经济或教育方面不利的人群，研究项目中存在的特殊问题。

（4）获得每一位可能的受试者或者受试者法定代理人的知情同意，并且知情同意书符合 45 CFR 46 的要求。

（5）研究计划制定了充分的监测数据收集的规定，从而确保受试者的安全。

（6）具有保护受试者隐私和对数据保密的有效规定。

（7）有效保护受试者避免其因脆弱性而受到胁迫或者不正当的影响。

（8）当研究的受试者涉及孕妇、胎儿、新生儿、犯人、儿童、智力障碍人士或者经济或教育方面处于不利地位的人员时，该研究项目应当制定额外的保障措施，以保护这些受试者的权利和福补。

另外，机构人员也可以对 IRB 批准的研究项目进行适当的审查，做出批准或者不批准该研究项目的审查结论。但是，如果 IRB 的审查结论是不予批准研究项目，则机构人员不可以做出批准的结论。

四、暂停或者终止 IRB 批准的研究项目

当研究项目没有按照 IRB 的要求开展，或者出现了对受试者的非预期的严重伤害时，IRB 有权做出暂停或者终止该在研项目的决定。在做出批准暂停或者终止某在研项目的决定时，应当提供一个说明决定的声明，并且迅速将此决定通报给研究者、机构相关人员以及机构的负责人。

第六章

欧洲、日本的伦理审查

第一节 欧洲的伦理审查

欧洲委员会（Council of Europe）于 1992 年建立了生命伦理学指导委员会（The Steering Committee on Bioethics，CDBI）。CDBI 的主要职责是研究生物医学科学发展进程中出现的伦理问题，尤其是与人权相关的问题，并且制定旨在解决这些问题的法规。2012 年 CDBI 变更为生命伦理学委员会（The Committee on Bioethics，DH-BIO），直接隶属于人权指导委员会（The European Steering Committee for Human Rights，CDDH）。DH-BIO 由 47 个成员国的代表组成，包括人权、生物、医学等不同领域的专家。DH-BIO 的职责是评价生物医学科学和技术中产生的新的伦理和法律问题，制定《欧洲人权与生物医学公约》（*The European Convention on Human Rights and Biomedicine*）中相关的原则，并帮助提高对这些原则的认识、促进其实施。

欧盟委员会（European Commission）于 1997 年建立了欧洲科学与新技术伦理组织（European Group on Ethics in Science and New Technologies，EGE）。EGE 是一个独立、多元、多学科的组织，主要负责向欧盟委员会提供有关科学和新技术方面的伦理建议。EGE 是由欧洲委员会任命的 12 个成员组成，分别来自不同的国家，并且是不同领域的专家，比如生物学和遗传学、医学、信息学、法学、哲学或者神学。

一、欧洲伦理审查相关的法规

从法规层面，研究项目需要遵从研究实施所在国家的法规。而每个国家的法规应当符合国际的相关法规／条约，比如包括世界医学协会（World Medical

Association）制定的《赫尔辛基宣言》（*Declaration of Helsinki*），联合国教育、科学及文化组织（United Nations Educational, Scientific and Cultural Organization, UNESCO）制定的《世界生命伦理与人权宣言》（*Universal Declaration on Bioethics and Human Rights*），CIOMS 制定的《涉及人类受试者的生物医学研究国际伦理指南》（*International Ethical Guidelines for Biomedical Research Involving Human Subjects*）以及 ICH-GCP，等等。因此，研究伦理委员会（Research Ethics Committee，REC）需要审查研究项目是否符合相关法规的规定，这也要求 REC 成员需要熟知适用于生物医学研究的相关法规。

在欧洲，与 REC 职责相关的法规主要有欧洲议会和欧洲理事会的指令 2001/20/EC、欧共体委员会的指令 2005/28/EC 和奥维多公约及其附加议定书。

指令 2001/20/EC 适用于欧盟成员国，以及欧洲经济区签约国的挪威、冰岛和列支敦士登。该指令应用于在欧盟/欧洲经济区成员国开展的与人用医用产品相关的临床试验。指令要求，为了开展临床试验，成员国应当采取必要的伦理委员会建立与运作的措施。在临床试验开展之前，伦理委员会应当提出审查意见。如果开展的多中心临床试验是在一个成员国进行的，那么无论在审查过程中涉及的 REC 数量有多少，该临床试验必须具备一个采纳该成员国中一个 REC 意见的程序。如果多中心临床试验同时在不止一个成员国开展，指令要求，临床试验中涉及的每一个成员国都应当提供审查意见。

指令 2005/28/EC 规定了进行人用医用产品研究需要遵守的原则以及指南。该规定要求，每一个伦理委员会都应当遵守指令 2001/20/EC 中的相关规定，伦理委员会应当保留临床试验相关的必要的资料至临床试验结束后至少 3 年。在伦理委员会和成员国主管部门之间应当确保通过适当而有效的机制进行沟通。

奥维多公约及其附加议定书规定了健康领域以人作为受试者的研究项目应当遵守的规定，包括药物及其他类型的研究项目，旨在保护人类受试者的权利与尊严。只有在满足一定条件的情况下，涉及人的生物医学研究才可以开展。这些条件包括：①没有其他可以取代人类受试者的可获得有效结果的研究方法；②人类受试者可能遭受的风险与研究可能产生的受益相比是合理的；③研究项目得到了有资质机构的审查批准，该审查应当是对研究项目的科学性进行了独立的审查，包括评价研究目的的重要性，并且对研究项目的伦理可接受性方面进行了多学科的审查；④已经向受试者告知他们的权利和法律规定的对他们的保护措施；⑤受试者给予明确的必要的同意，并且有书面的记录。受试者可以在任何时候自由地撤销这个同意。

奥维多公约的附加议定书分别制定了具体领域的规定，比如人类克隆、人类器官与组织移植、生物医学研究、遗传检测等领域。这些附加议定书进一步详细阐述和补充了奥维多公约中的相关规定。其中涉及生物医学研究的附加议定书195号公约对伦理委员会做了相关的规定，要求研究项目应当向开展此项研究的每一个国家的伦理委员会提交审查申请。伦理委员会从多学科的角度对研究项目的伦理可接受性进行独立的审查，从而保护人类受试者的尊严、权利、安全和福祉。伦理审查应当由专业人员和非专业人员共同进行。伦理委员会应当提供审查意见及其制定意见的依据。附加议定书195号公约明确规定了伦理委员会的独立性，要求伦理委员会不应当受到不正当的外部影响。伦理委员会的成员应当公开可能存在的利益冲突。如果存在相关的利益冲突，涉及的伦理委员会成员不应当参加此项目的审查。

二、REC 的组织建设

1. REC 的人员组成　REC 应当是由多学科的人员组成，对涉及人类受试者的研究项目进行审查，确保研究受试者的尊严、安全和福祉得到了尊重和保护。地方、区域或者国家当局可以分别在地方、区域或者国家层面建立 REC。尽管欧洲各国对 REC 的任命，以及 REC 的具体工作程序的规定有所不同，但是，REC 的建立和运作应当遵循共同的已被接受的伦理原则和程序标准。

REC 的成员数量及其专业构成可以根据国家法律要求、不同机构或者地域中工作的需要和特点而有所不同。但是，REC 遵循共同的基本原则且工作的目标与责任应当是一致的，即对提交给 REC 的研究项目进行有效而可信的伦理审查。为此，REC 应当拥有其进行伦理审查所需的专业人员，包括科学、医学、哲学、法学、伦理学专业人员，以及非专业人员。另外，REC 也需要考虑包括的专业人员有流行病学、临床药理学、药学、心理学、社会学以及生物统计学专业人员。REC 的非专业人员通常没有与生物医学研究、医学或者医疗相关的专业资质，他们可以反映出公众以及其他患者的观点。不论专业还是非专业人员，所有的 REC 成员应当具有平等的地位。

REC 成员应当能够在生物医学研究可能产生的比较大的公众受益与保护人类受试者的尊严、权利、健康和福祉，以及利益之间做出合适的权衡。他们首先必须要保证参加研究的受试者的利益和福祉要超过社会或者科学的利益。

REC 成员应当对研究的重要性，以及该研究如何可以受益于人类的健康和福祉有一个基本的理解，并且应当能够理解研究原则、研究方法、研究背景、可行性。REC 必须能够针对研究中涉及的伦理问题做出独立的评判。因此，REC 的成员应当是多学科背景，可以反映专业和非专业人员的观点；并且应当既包括男性成员，也包括女性成员，并保持性别比例的平衡。根据审查的研究项目，REC 应当有一个可以寻求其他建议的令人满意的机制（比如，邀请外部的专业人员）。

对于 REC 的关键的要求是，REC 必须保持工作的独立性，不能受到研究者及其资助方，以及隶属的机构或者权威的影响。保证这一独立性的机制应当反映在委员任命和更新的过程中，并且反映在 REC 的工作方法和决定中。

2. REC 的任命和续聘过程　REC 的任命和续聘过程应当透明，并且公正，不应当受到可能会妨碍委员会独立性的党派纷争的影响。REC 应当清晰地制定委员的任期，包括成员续聘的选择，保持积累专业的连续性和新成员任命之间的适当的平衡。

保持伦理审查和跟踪审查研究项目的独立性的问题强调对可能的利益冲突的管理。因此，在成员接受 REC 的任命时，他们应当声明 REC 工作中任何实际的或者可能的利益冲突，并且同意声明可能在之后产生的任何利益冲突。这些利益冲突的声明应当有记录文件，并且保持更新。REC 应当向委员颁发任命文件，最好可以在任命时将写有其职责的书面说明发给 REC 成员。

3. REC 成员的初始与持续培训　REC 成员应当接受适当的、独立的初始和持续培训，以满足 REC 工作的需要。除了针对全体成员进行的普通培训，培训课程应当可以满足成员个人的需求，以及 REC 的特殊需求。培训的主要目的是为了让 REC 成员可以公平地理解：伦理原则及其在生物医学研究中的应用；研究设计与方法；研究实施的可行性。REC 可以组织召开分享经验的例行会议，REC 成员也可以与生物医学相关领域的法规机构代表和专家见面，学习讨论相关问题。

4. 保密　所有的 REC 成员和工作人员应当对提供给 REC 的信息资料进行保密。受到邀请为审查研究项目提供意见的非 REC 成员同样也需要对接触到的相关信息进行保密。在审查研究项目的时候，REC 的成员应当畅所欲言进行讨论，这对于 REC 完成对研究项目的伦理审查是非常重要的。对于这些讨论的内容，REC 成员也应当予以保密。同样，REC 成员也应当对审查评判的详细情况及其过程予以保密。

三、REC 的运作

REC 应当按照制定的章程和规则中的程序标准开展工作。任命机构必须颁布 REC 章程。该章程应当符合适用的国家法律的要求。REC 章程应当规定 REC 的建立、范围和工作等主要内容。这些内容应当公开可及。经与 REC 协商，发布章程的机构应当在需要时，对章程进行修改和修订。通常，REC 需要制定并公开工作的程序规则，详细说明 REC 如何以有效而透明的方式进行运作。

在生物医学研究项目被授权批准开展之前、之中，以及完成之后，REC 具有特定的职责。因此，REC 的职责贯穿在生物医学研究的整个过程当中。REC 的主要目的是保证按照伦理要求开展生物医学研究。REC 的组成、工作方法和运作应当能够确保伦理审查是可信的，并且可以有效而独立地实施其职责。REC 也应当采取适当的措施，改善生物医学研究的整体文化，加强研究者 / 研究机构与社会之间的沟通交流，提高对生物医学研究中存在的伦理问题的认识。例如，REC 可以参与有关伦理问题的公众对话，或者承担有关研究伦理政策和决策方面的教育职责。

1. 研究开始之前 REC 的职责：对研究项目进行伦理审查 REC 的主要目标是保证其批准开展的生物医学研究项目在伦理学上是可以接受的。REC 应当确保可以避免不符合伦理学的生物医学研究不能够开展，并且鼓励研究者实施开展具有良好的质量、符合伦理学要求的合理的研究项目。为了实现此目标，REC 需要对研究项目进行伦理审查，并且提供研究项目在伦理学上是否是可以接受的书面意见。必要时，在研究项目计划和准备阶段，REC 也可以接受研究者的咨询。

REC 主要从两个方面对研究项目在伦理学上是否可以接受进行审查。①研究的伦理意义、研究的预期结果、研究结果对"社会"产生的可能的后果。这里的"社会"可以包括地方以及更广泛的背景，可以包括对后代人的可能的利益。②可能的研究受试者，从而保证这些受试者的权利、尊严、安全和福祉。

在审查生物医学研究项目的时候，REC 需要根据社会和国际上所共同接受的伦理原则、国家法律和 REC 自己制定的相关规定审查研究项目的科学质量以及其中涉及的伦理问题。

2. REC 在研究过程中的职责 REC 应当对已经批准的在研项目进行跟踪审

查，需要对研究的新发展和获得的相关知识进行再次的审查。当研究中出现不可忽视的风险，或者出现可能会对受试者的安全、健康或者福祉产生积极或者消极影响的相关信息时，REC 的跟踪审查是尤为重要的。

跟踪审查的目的：根据研究的新进展，确定研究项目是否可以按照原来的方案继续进行而不需要进行修改；确定修改研究计划是否是必需的；确定是否需要终止该项研究的进行。REC 通常要审查研究报告，研究者或者研究项目的申办方有义务至少一年一次向 REC 提交研究报告供 REC 审查。

REC 应当制定处理研究过程中收到研究项目在实施过程中报给 REC 的任何严重信息的工作程序，比如影响受试者安全和福祉的信息、研究中的医用产品的功效信息。这些信息应当迅速而及时地以书面形式提交给 REC。REC 的审查结果可以是修改研究方案、暂停或者终止该项研究。REC 应当将审查的结果向研究者、研究申办方报告。

3. REC 在研究完成后的职责　在研究项目完成后，REC 的职责是：保证研究者及其研究机构或者研究的申办方履行了对受试者的保护义务；受试者知晓了研究结果；研究者或者申办方向受试者提供了研究中发现的与受试者个人健康相关的信息，或者提供了医疗或者其他受益。尽管 REC 没有任何的法律权力要求研究者或者申办方履行这些责任，但是可以从道德层面帮助研究者或者申办方去解决诸如此类的问题。

研究者或者申办方的另一个伦理义务是公正而充分地将研究的结论公之于众。有的时候，研究者可能不愿意发表研究的"负面"结论。这种隐瞒"负面"研究结果的做法不仅仅是不科学和不符合伦理要求的，而且也会伤害患者，比如可能会隐瞒治疗措施的副作用。REC 的另一个职责是关注这些问题，促使研究者可以公正而透明地报告其研究结果。

四、跨国研究

研究项目通常是在多个国家开展进行的，因此每一个国家的 REC 会被要求对研究项目进行审查。也就是说，该研究项目应当向每一个实施此项研究的国家的 REC 提交伦理审查。研究项目也只有在该国的 REC 审查批准通过后，才可以在该国开展。

在多个国家开展的研究项目中，主要的伦理问题是不同的国家可能具有保护受试者的不同的标准。为此，欧洲委员会制定的有关生物医学研究的附加议定书规定，研究申办方和研究者应当保证研究要遵从研究方案中制定的原则。

对于国际范围进行的研究，REC 应当保证可以有一个适当机制，保证研究项目是遵从公认的伦理标准进行的。因此，不论研究的地点，研究者/申办方应当签署正式的协议，同意研究项目要受到公认的伦理原则的监管。不同国家的 REC 可以彼此建立直接的联系，但是应当保持各 REC 审查的独立性，保证任何的流行的文化差别，尤其是在知情同意方面的差别。

五、在发展中国家开展的研究项目中存在的特殊问题

在发展中国家开展研究项目，REC 成员、研究者和申办方必须对如何处理研究过程中可能会出现的负责问题做出自我评判。有时，他们需要根据发展中国家的国家指南，考虑当地的特殊的需求和文化背景。另外，应当共同努力提高发展中国家的 REC 的审查能力。

通常情况下，发达国家的组织不应当为了实现自己的目的，而在发展中国家招募受试者开展研究，除非该研究项目不能在发达国家合理地进行。开展的研究项目应当是与该地的健康或者医疗需求相关。发展中国家的社会和经济状况不应当对受试者参加研究产生不当影响，尤其是当参加研究项目是受试者获得医疗的唯一途径时，研究者/申办方也要尊重受试者或者社会整体的权利和利益。

REC 应当认真关注那些对研究需求可能没有直接受益的研究项目，权衡对受试者的风险和受益。研究者/申办方应当为对照组的受试者提供已经证明有效的治疗方法。如果没有业已证明有效的治疗方法，研究者应当提供可以获得的最佳的治疗方法。重要的是，REC 应当根据本地的风俗习惯对研究项目在伦理上是否可以被接受进行审查。

研究者应当保证获得受试者有效的知情同意，保证受试者对研究项目有了充分的理解。受试者应当充分知晓他们参加研究项目完全是自愿的，有权在任何时候拒绝参加，或者退出该研究。尽管不能由其他人代替受试者做出同意的决定，但是鉴于文化的需要，研究者应当尊重受试者，允许其咨询家里的长者或者社区的领导。研究者应当提前与发展中国家的相关方面讨论研究的计划、向受试者和当地人发布研究结果的计划。当研究的结果可能会有益于治疗时，研究者应当讨论在研究结束后，当地如何可以获得此治疗或预防方法。

第二节 日本的伦理审查

为了使得研究者尊重和保护人类受试者的尊严和权利、保证研究得以正确而顺利地进行，根据《日本国宪法》《个人信息保护法》，以及其他相关法令，日本于 2002 年制定了《流行病学研究伦理指南》，并于 2007 年对其进行了修订。2003 年，日本又制定了《临床研究伦理指南》，后来在 2008 年对该伦理指南进行了修订。

为了适应日益增多的研究类型、多种多样的研究目的和方法，2015 年 3 月，日本根据上述两个伦理指南，形成并制定了新的伦理指南，名为《涉及人类受试者的医学和健康研究伦理指南》。这一新的指南规定了任何涉及人类受试者的医学和健康研究应当遵守的基本要求。该指南要求：研究实施机构的主要负责人应当决定由主要研究者准备的研究方案是否合适；在研究实施之前，需要请伦理审查委员会进行审查；研究者应当按照由研究实施机构的主要负责人批准的研究方案开展研究项目。

新的伦理指南规定，包括研究者、研究实施机构主要负责人和伦理审查委员会成员等在内的所有相关人员应当具有高水平的伦理素养，并且按照这些规则履行责任，从而使得这些研究项目贡献社会的同时，又可以获得社会的理解和信任。

《涉及人类受试者的医学和健康研究伦理指南》对伦理审查方面做了规定，包括伦理审查委员会的组成、作用、职责，及其对研究项目的审查等方面。

一、伦理审查委员会的组建条件

《涉及人类受试者的医学和健康研究伦理指南》对伦理审查委员会的负责人提出了一定的要求，规定伦理审查委员会的负责人应当满足一定的条件，包括：

①有能力正确地执行伦理审查相关的管理工作；②有能力保证伦理审查委员会可持续地运作；③有能力确保伦理审查委员会中立而公正地运作。

该指南规定了伦理委员会的负责人的职责。伦理审查委员会的负责人应当规定委员会的组织结构、运作规则，并且保证伦理审查委员会的委员和其他从事行政管理工作的人员能够按照这些规则履行其职责。伦理审查委员会的负责人应当保留研究项目进行伦理审查相关的资料，直至从报告研究结束后 5 年的时间。

从伦理审查委员会开始运作起，伦理审查委员会的负责人应当在伦理审查委员会报告系统中公开伦理审查委员会的组织、运作规定以及委员会委员的名单。此外，负责人还应当在此系统中每年至少一次公开审查会议的召开情况，并公开负责人对委员会的审查情况做出的总结。但是，如果委员会认为对某些内容应当保密，从而可以保护研究受试者及其他相关人员的权利，或者是可以保护研究者及其隶属机构的权利，那么在发布时可以将这些内容删除。

伦理审查委员会的负责人应当采取必要的措施，确保伦理委员会的成员和其他从事管理工作的人员受到与审查和其他相关职责方面的教育和培训。负责人也应当配合上级部门，对伦理审查委员是否按照《涉及人类受试者的医学和健康研究伦理指南》的要求进行组织和运作进行检查。

二、伦理审查委员会的作用和职责

《涉及人类受试者的医学和健康研究伦理指南》规定，研究实施机构的主要负责人会要求伦理审查委员会对研究项目实施的适当性或者其他问题进行审查。伦理审查委员会将依据本指南对该研究项目进行中立而公正的审查。伦理审查主要从伦理和科学两个方面对研究项目进行审查，同时，也需要审查研究者与研究实施机构之间是否存在利益冲突。伦理审查委员会应当形成书面的审查意见。

伦理审查委员会按照指南的要求，可以从伦理和科学两个方面对研究项目做一次必要的调查，然后将相关的意见报告给研究实施机构的主要负责人，意见包括要求修改研究方案、要求研究项目终止进行，以及其他与研究相关的问题。

对于涉及有创性（不包括具有较小有创性）和干预的研究，伦理审查委员会可以进行一次必要的调查，以确保正确地实施研究，以及保证研究结果是可靠的。伦理审查委员会也需要将相关的意见报告给研究实施机构的主要负责人，意见包括要求修改研究方案、要求研究项目终止进行，以及与研究相关的其他问题。

《涉及人类受试者的医学和健康研究伦理指南》规定，伦理审查委员会的成员及其从事管理工作的人员负有保密的义务。指南要求，除非有可以得到辩护的理由，伦理委员会的成员及其从事管理工作的人员应当对工作中接触到的与委员会相关的信息保密。甚至在其不从事伦理委员会的工作时，也应当对相关信息履行保密的责任。

当伦理审查委员会的成员或者是从事管理工作的人员，发现任何与研究受试者的人权相关的严重问题、研究项目实施不合理的严重问题，或者对研究项目进行伦理审查中存在的严重问题，比如泄露了与研究相关的信息、与审查的中立或者公正相关的问题，等等，该成员或者人员应当迅速将这些问题报告给伦理审查委员会的负责人。

伦理审查委员会的成员和从事管理工作的人员在从事审查或其他相关工作之前，应当接受教育和培训，从而可以获得进行审查所需的必要的伦理知识和科学知识。之后，伦理审查委员会的委员及其他从事管理工作的人员也需要定期接受教育和培训。

三、伦理审查委员会的组成和法定人数

《涉及人类受试者的医学和健康研究伦理指南》规定伦理审查委员会的组成应当满足一定的要求，以便可以正确地实施委员会的职责，比如审查研究方案的职责。伦理审查委员会应当至少包括 5 名成员，其中应当包括一名自然科学专业的委员，比如医学专业等；一名人类与社会科学的委员，比如伦理学和法学专业等；一名可以提供公众意见的委员，包括研究受试者的观点。伦理审查委员会应当至少有 2 名委员是该委员会隶属的机构外成员。另外，伦理审查委员会应当既包括男性成员，也包括女性成员。

上述这些要求，也同样适用于伦理审查委员会会议审查时参会人员的组成要求。该指南规定，伦理审查委员会在召开会议审查研究项目，并制定审查意见的时候，该研究项目的研究者、将该研究项目提交给伦理审查委员会进行审查的研究实施机构的主要负责人应当回避。如果该研究实施机构的主要负责人有必要为了可以详细地知晓伦理审查委员会提出的审查意见，在获得委员会的同意后，该主要负责人可以出席会议。

根据审查的研究项目及其内容，伦理审查委员会可以邀请特殊专业领域的非

伦理审查委员会成员，协助委员会对研究项目进行审查。当审查的研究项目涉及需要特殊考虑的受试者时，伦理审查委员会有必要咨询那些对这些受试者做出好的评价的专业人员的意见。另外，伦理审查委员会在审查研究项目时，应当尽力达成一致的审查意见。

四、研究项目的伦理审查

主要研究者应当向开展此项研究的研究实施机构提出申请，并获得批准。研究实施机构的主要负责人在接到主要研究者递交的申请时，应当向伦理审查委员会提交申请，请求其对该研究项目实施的正当性进行审查。但是，如果研究实施机构的主要负责人认为应当紧急实施该研究，以避免公众健康相关的伤害发生或者传播时，该负责人可以在伦理委员会进行审查之前做出批准该项研究的决定。在这种情况下，研究实施机构的主要负责人应当在给出批准意见后及时向伦理审查委员会提交申请。如果伦理审查委员会的意见认为研究项目应当暂停、终止，或者应当对研究方案进行修改，研究实施机构的主要负责人应当尊重伦理审查委员会的意见，采取适当的措施，比如责令主要研究者暂停、终止研究，或者对研究项目进行修改。

如果研究实施机构的主要负责人向伦理委员会递交的研究项目，是一个与其他研究实施机构合作开展的项目，该负责人应该向伦理审查委员会提供进行审查所必需的信息，包括其他合作研究实施机构批准该研究项目实施的信息、其他伦理审查委员会审查的结果、研究的进展情况。研究实施机构的主要负责人应当尊重伦理审查委员会的意见，决定是否批准该研究项目的实施，并且决定与研究相关的所必须采取的其他措施。如果伦理审查委员会已经认为该研究项目是不合理的，则研究实施机构的主要负责人不应当批准该研究项目。

五、快速审查

快速审查是伦理审查委员会将审查授权给伦理审查委员会的委员，对研究项目进行审查。这些委员的审查结果应当被认为是整个伦理审查委员会做出的审查结论，并且应当将审查结果通报给伦理委员会的其他成员。

伦理审查委员会可以利用快速审查对研究项目进行审查的情况包括：①与其

他研究实施机构合作开展的研究项目的审查，该项目已经由合作机构的伦理审查委员会进行了审查，并且提供的审查意见表明该研究项目是合理的；②对研究方案进行了较小修改的审查；③不涉及创伤和干预措施的研究项目的审查；④涉及较小创伤但是不涉及任何干预措施的研究项目的审查。

六、对其他研究实施机构研究项目的审查

当研究实施机构的主要负责人向本机构的伦理审查委员会提交研究项目进行审查的时候，伦理审查委员会应当获得研究实施机构相关的充分的信息，从而有利于对研究项目的审查，并做出审查意见。对于在其他研究实施机构而不是在伦理审查委员会组建者所在的机构进行的研究项目，在有委员会已经对该研究项目进行了审查之后，当研究实施机构的主要负责人要求伦理审查委员会对研究项目继续进行审查时，该伦理审查委员会应当对该研究项目进行审查，并且做出审查的意见。

参考文献

[1] JENNINGS B. Encyclopedia of Bioethics[M].4th Edition. Farmington Hills, MI: Macmillan Reference USA, 2014.

[2] Office for Human Research Protections.Belmont Report[EB/OL].(1979-04-18).http://www. hhs.gov/ohrp/regulations-and-policy/belmont-report/index.html.

[3] Office for HumanResearchProtections(OHRP).45 CFR 46[EB/OL].(2009-07-14).http://www. hhs.gov/ohrp/regulations-and-policy/regulations/45-cfr-46/index.html#46.116.

[4] Office for Human Research Protections (OHRP).Guidance on Continuing Review [EB/ OL].(2010-11-10). http://www.hhs.gov/ohrp/regulations-and-policy/guidance/guidance-on-continuing-review-2010/index.html.

[5] Office for Human Research Protections (OHRP).Approval of Research with Conditions[EB/ OL].(2010-11-10).http://www.hhs.gov/ohrp/regulations-and-policy/guidance/guidance-on-irb-approval-of-research-with-conditions-2010/index.html.

[6] Office for Human Research Protections (OHRP). Guidance on Expedited Review

Procedure[EB/OL].(2003-08-11).http://www.hhs.gov/ohrp/regulations-and-policy/guidance/guidance-on-expedited-review-procedures/index.html.

[7]U.S. Food and Drug Administration. Information Sheet Guidance for IRBs, Clinical Investigators,and Sponsors[EB/OL].(2006-01).http://www.fda.gov/downloads/regulatoryinformation/guidances/ucm126555.pdf.

[8]U.S. Food and Drug Administration.Guidance for Institutional Review Boards (IRBs) Frequently Asked Questions–IRB Registration[EB/OL].(2009-07).http://www.fda.gov/downloads/regulatoryinformation/guidances/ucm171256.pdf.

[9]Council of Europe.The Oviedo Convention: protecting human rights in the biomedical field[EB/OL].http://www.coe.int/en/web/bioethics/oviedo-convention.

[10] Council of Europe.Additional Protocol to the Convention on Human Rights and Biome-dicine,concerning Biomedical Research[EB/OL].(2007-09-01).http://www.coe.int/en/web/conventions/full-list/-/conventions/treaty/195.

[11] European Commission.Clinical Trials–Directive 2001/20/EC[EB/OL].http://ec.europa.eu/health/human-use/clinical-trials/directive/index_en.htm.

[12] Steering Committee on Bioethics.Guide for Research Ethics Committee Members[EB/OL]. https://rm.coe.int/CoERMPublicCommonSearchServices/DisplayDCTMContent?documentId=0900001680307e6c.

[13] Ministry of Health, Labour and Welfare. Ethical Guidelines for Medical and Health Research Involving Human Subjects[EB/OL].http://www.mhlw.go.jp/file/06-Seisakujouhou-10600000-Daijinkanboukouseikagakuka/0000080278.pd.

第七章

发展伦理委员会审查能力战略行动（SIDCER）认证及其认证要点

第一节　SIDCER 认证的历史沿革

一、发展伦理委员会审查能力战略行动

发展伦理委员会审查能力战略行动（Strategic Initiative for Developing Capacity in Ethical Review，SIDCER）由 WHO 热带病研究培训特别项目署（TDR）倡导，其目的是在全球范围内促进伦理审查委员会建设，探讨涉及人的生物医学研究中的伦理学问题，推动国际范围的受试者保护工作，以期更有力地保护受试者的健康与权益。TDR 在热带地区开展针对贫困人口的疾病研究时，发现部分研究与研究者为了达到研究目的，只关注研究结果，忽视贫困地区受试者的健康与权益保护。在过去的数十年，贫困地区与发展中国家生物医学研究的状况受到广泛的争议，争议的主要焦点在于保护受试者的安全和权益。加强这些国家伦理审查能力的建设，以确保参加临床研究的个人和社区的权利和安全，是大家共同关注的目标。基于共同关注的问题，WHO/TDR 在全球范围内推动建立了五个区域性论坛——亚太地区伦理委员会论坛（Forum for Ethical Review Committees in Asia and the Western Pacific，FERCAP）、非洲论坛（PABIN）、拉丁美洲论坛（FLACEIS）、北美洲论坛（FOCUS）和东欧论坛（FECCIS），以加强这些区域内各国的伦理审查能力。这些论坛致力于临床研究的信息交流与伦理审查能力及技巧的交流，制定国家指南和地区标准操作规程（SOP），并且开展伦理委员会委员的培训活动。各地区论坛共同协作，讨论文化差异、国家法律、不同地区医学和研究实际工作和当地知识水平的复杂性，并制定类似的结构化方法解决他们特殊的需要；同时注重继续发展，通过多种方法来收集信息和共享信息，加强各大洲伦理审查能力

建设，以解决基本伦理学知识的缺乏和全球卫生研究所面临的挑战。

SIDCER 是公私合伙经营机构，为独立的区域伦理审查委员会论坛，邀请伦理委员会委员、研究人员和研究相关组织人员参加，以地区间伦理委员会论坛和 SIDCER 为平台，广泛深入地探讨和交流文化、法律、医学和科研行为等各方面的差异，为实现成员间信息共享、加强伦理审查能力、缩小差距创造条件，促进在贫困地区开展科学研究的伦理审查的发展，达到在人体健康研究日益全球化的趋势和挑战下，所有地区的受试者，不管贫富贵贱、男女老幼、文化程度、宗教信仰，其安全和权益均得到相同的保护。

SIDCER 成立的初衷是解决在全球健康研究中遇到的基本伦理学实践的差距和挑战。作为国际合作伙伴关系，SIDCER 致力于发展全球伦理审查能力和良好的科研实践能力。它已经开发出 WHO/ TDR 与国家和国际研究机构合作的能力建设等相关活动。在开始的几年中，SIDCER 为 WHO/ TDR 的一项全球合作计划，目前，由于 SIDCER 影响日益扩大，能够单独维持自身发展，已经从 WHO/ TDR 独立出来自己发展。

SIDCER 的主要目的是通过发展伦理审查能力和医学临床研究伦理，整合区域性伦理审查能力论坛，在全球范围内促进伦理审查委员会建设，实现解决全球卫生研究中人类受试者保护问题的全球范围的战略性举措。SIDCER 通过协助区域伦理审查委员会合作互动，探讨涉及人的生物医学研究中的伦理学问题，推动国际范围的受试者保护工作，以期更有力地保护受试者的健康与权益。

SIDCER 在国家、地区、国际医疗机构中代表人体受试者发声，其权威性在于它的运行模式是促进基层将责任和决策权授予以地区、国家为基础的区域论坛，相信区域论坛推动伦理审查能力和医学临床研究伦理发展的首要因素是奉献和承诺。SIDCER 强调重视当地制度、尊重当地文化对其发展和成功有重要的促进作用。达到此目的的具体实施措施主要是通过帮助伦理委员会持续提高伦理审查质量及透明度，以确保其遵循国际、国家及当地的准则标准等。为此，WHO 组织建立了全球性的地区论坛联络网，亚洲地区的培训及认证工作由 FERCAP 负责。

二、亚太地区伦理委员会论坛

FERCAP 成立于 2000 年，是 SIDCER 下属的分支机构，由泰国、菲律宾、韩国、日本等多国研究者和保护受试者的伦理审查委员组成的组织。目的是促进亚太地区的伦理委员会之间的交流与合作；帮助伦理委员会制定并实施标准操作规程，并遵循国际与国内的法律法规；为研究者、伦理委员、申办者等利益相关者提供培训与继续教育的机会；协调各伦理委员会之间，伦理委员会与 WHO 和其他国际伦理组织的交流与合作；参与 SIDCER 认证等。

SIDCER/FERCAP 认证是 FERCAP 组织实施的一个在亚太地区开展的伦理国际认证项目。为迎接人类医学研究日益全球化的趋势和挑战，各国以地区间伦理委员会论坛为平台，广泛深入地探讨和交流文化、法律、医学和科研行为各方面的差异，为实现成员间信息共享、加强伦理审查能力、缩小差距创造了条件。FERCAP 对于规范亚太地区的伦理审查程序、提高伦理审查水平起到了积极的促进作用，在国际上享有较高的声誉。目前，中国、印度、韩国、日本、菲律宾、新加坡、中国台湾等国家和地区的 70 多个伦理委员会已通过了 FERCAP 认证。中国目前有 30 多家医院通过了该认证，地区范围涉及北京、上海、广州、南京、沈阳、长沙等地。

三、认证的特点

首先，SIDCER/FERCAP 认证是一次以保护受试者为重要关注点的国际交流。检查人员由具有丰富经验的各行专家组成，包括伦理学和公共卫生学的教授、国际著名制药企业稽查部的专员，还包括有实际工作经验的伦理委员会委员及伦理委员会办公室秘书。他们来自不同的国家，拥有不同的专业背景、文化背景、宗教信仰和法律意识，在统一的认证要求的伦理原则和伦理审查框架下，就如何保证伦理审查的高标准实施和保护受试者利益这一核心问题进行深入的探讨和交流。

其次，SIDCER/FERCAP 认证是一次以能力提升为目标的综合评估。SIDCER/FERCAP 作为非官方机构组织的认证，更强调整体的审查能力的评估和提升，在评估过程中，大家针对检查提出的问题积极讨论，发表各自的理解与看法，培训与评估整合为一体，在认证检查评估进行中，培训和交流贯穿于整个过程。

最后，SIDCER/FERCAP 认证是一次以事实为依据的严格的客观评估，客观全面的文档检查、会议观摩和相关人员访视是现场检查的核心。检查过程中，每项考核内容通过使用相应的评估表，使检查工作更加全面、严格和标准化。评估依据为亲眼所见和亲耳所听。通过逐项检查标准操作规程、研究项目档案、会议记录、伦理审查结果、严重不良事件等审查内容，以及对伦理委员会不同背景委员、伦理委员会办公室秘书的访视，整合不同检查内容获得的信息，检查对国际、国内相关制度法规、伦理委员会标准操作规程的依从性，以及档案记录的真实性和完整性。

获得认证后，需要每年向 FERCAP 递交年度工作总结与详细的工作汇报，并且在第 3 年申请认证复核的现场检查。如果 3 年内的伦理审查程序未按照制定的标准操作规程进行，或者审查质量不符合要求，将会取消对伦理委员会的认证。

简言之，SIDCER/FERCAP 认证关注的焦点不仅是现行的伦理审查质量，更注重的是规范伦理审查流程，提高委员伦理审查知识与技巧，前瞻性地发现和降低临床试验设计中存在的风险，强调受试者的安全，避免受试者在临床试验中承担不必要的风险，为伦理委员会履行保护受试者权益这一职责创造更健全的体系。

第二节　SIDCER 认证的实施现状

一、SIDCER 认证实施现状

目前，SIDCER 主要通过其附属的 5 个区域论坛开展工作，即 FERCAP、PABIN、FLACEIS、FOCUS 和 FECCIS。以 FERCAP 为例，FERCAP 是由中国、泰国、菲律宾、韩国、日本等多国研究者和保护受试者的伦理审查委员组成的组织，办公室在泰国的首都曼谷，服务项目范围包括对申请认证的医疗机构进行认证检查、提供培训项目、每年定期举办年会、与其他论坛交流合作等，为促进亚太地区之间的交流及亚太地区与其他区域的交流提供机会与平台。培训项目包括人体受试者保护培训、标准操作规程制定培训、提高伦理审查质量等培训等，年会主要通过与区域内的医疗机构、卫生监管部门或医学院校共同举办来实现，每年选择不同的主题进行交流。欢迎区域内专业人员根据主题投稿，选择优秀稿件在年会中交流。

办公室工作人员负责协调亚洲与太平洋地区的认证申请与认证审评工作。当本区域的医疗机构提交认证申请，并递交自评表（FERCAP 提供，可以在其官网上下载）后，FERCAP 办公室根据医疗机构给出的期望认证检查时间段，结合 FERCAP 工作安排，安排专家进行现场检查。认证专家包括伦理学和公共卫生学的教授，也有国际著名制药企业稽查部的专员，还包括通过认证的各医疗机构的伦理委员会秘书、伦理委员会委员及熟悉伦理审查流程的研究者，专业背景涵盖了临床医学研究的各个领域。为了保证认证的公正公平，避免利益冲突，在考虑申请认证的医疗机构的研究项目特色的基础上，选择的认证小组成员的专业背景与被检查的医疗机构的主要研究项目相符，如中医医院主要选择有中医背景的专家参加检查。认证检查小组由来自其他国家的专家担任组长，每个小组由 3~4 名成员组成，包括至少 2 名来自其他国家的专家，同时包括 2 名本地非申请机构的专家，协助外国专家进行现场检查审评工作及翻译解释。此外，现场检查过程中同时也允许其他医疗机构的人员观摩，参与检查全过程，提供翻译及查找资料的协助工作。

二、申请认证

SIDCER/FERCAP 认证自愿申请，医疗机构主动提出认证申请。申请认证的医疗机构伦理委员会向 FERCAP 办公室提出申请，同时递交自评表，该自评表内容包括要检查评估的内容，如拟申请认证的伦理委员会组成、伦理委员会制度的具体内容、伦理委员会的管理要求、对委员与工作人员的培训计划、对利益冲突的管理、递交的伦理审查申请指南，以及对特殊政策制定的依从性，审查过程遵循的标准操作规程，审查记录、审查决定的沟通传达，文件档案的管理等遵循的标准操作规程等。这些评估均为认证检查的重点内容。

在递交自评表时，申请者同时给出期望进行现场认证检查的时间，FERCAP会根据建议的检查时间，结合认证检查专家的时间，选择一个双方都合适的时间进行检查。

三、现场检查前培训

FERCAP 认证的现场检查全过程公开透明，将认证现场检查作为实地培训机会，并且为了扩大 FERCAP 的影响，让更多的医疗机构了解认证内涵与意义，FERCAP 欢迎其他医疗机构的人员在认证检查现场作为培训员来观摩学习，全程参加认证的现场检查。

通常在现场检查开始前，检查组专家首先对报名参加培训的学员进行专题培训，培训内容主要包括：介绍检查所依据的国际制度法规、认证检查目的、如何评价伦理审查工作、检查小组的角色、SIDCER 对伦理委员会认证的要求、中国伦理审查工作质量目前面临的挑战、临床试验管理与伦理要求。通过培训，明确检查内容、议程，统一认识，统一方法，统一步骤。

　　"认证检查目的"的培训主要是在介绍《赫尔辛基宣言》《纽伦堡法典》《人体生物医学研究国际伦理指南》等的基础之上，结合目前现状，通过阐述具体存在的问题，帮助大家理解认证检查的实际内涵。如在临床试验全球化的今天，一些国家的特有疾病、不同的民族对药物的反应，需要发展特有疾病国家的研究者的科研能力，提升发展中国家研究者与发达国家申办者之间的合作，促进学术研究人员开展全球临床试验。为了保护受试者利益，需要在科学研究的环境中发展伦理文化，具体可以细化为促进以责任为基础的伦理意识，促进申办者、研究者、临床试验机构及伦理委员会的工作的透明化和责任制；同时，也强调对弱势群体的保护责任，明确一个好的临床研究，需要包括标准的研究设计、实施、监查、稽查、记录、分析和报告临床数据。确保人体受试者的权益和安全被充分地保障，确保数据的质量和完整性。而要达到此目的，需要研究者、申办者和伦理委员会共同协作完成。通过上述内容的培训，阐明此目标可以通过遵循现有的法律法规、伦理标准、研究方案与临床试验质量管理规范要求来实现。

　　对于"如何评价伦理审查工作"的理解，在培训伦理委员会职责、组成要求及其依据等基础之上，强调伦理委员会工作独立性的重要性，以及为了确保公平公正，需要委员声明利益冲突，只有与研究项目无利益冲突的委员才能够对研究项目进行审查，给出审查决定，伦理委员会需要由有能力并经过相应培训的合格人员担任，伦理委员会需要由不同学科背景的人员组成。

　　从伦理委员会在 GCP 中被定义的作用，即受试者保护的主要部门，伦理委员会从对研究提供系统的检查和平衡、负责对研究中受试者的保护等几个方面，强调伦理委员会能力建设的重要性。进而培训通过哪些步骤可以提升伦理委员会的能力建设，帮助大家进一步理解如何高质量地进行伦理审查，如何具体实施伦理委员会的能力建设，及应该重点关注的内容。

　　培训时，强调伦理审查质量仅仅通过保证充足的资源或先进技术不可能实现，需要协调各国之间的审查质量，需要各国之间互相了解对方的伦理文化背景与审查要求，互相学习，取长补短，对审查标准达成共识，共同提高审查质量。FERCAP 检查就是帮助伦理委员会遵循国际标准，建立优良的伦理审查体系。

　　这种形式的培训非常有助于计划申请认证的医疗机构的人员了解认证检查的具体内容，有助于根据 FERCAP 的要求完善各自医疗机构的伦理委员会工作。对参加培训人员后续准备申请认证的资料与完善其他相应的工作具有现实的指导作用。

四、认证检查员及地方学员

综上所述，要达到上述的检查目的，认证检查专家需要具备一定的资质才能胜任此项检查工作。参加认证检查小组的成员的资质要求：需要作为认证检查培训员参加至少 3 次上述 FERCAP 认证的现场检查与培训；具有相关的专业知识背景；有临床研究的伦理审查实际工作经验，如大学教授、临床医生、医疗机构与临床研究相关部门的人员，同时兼任伦理委员会委员或通过认证机构的伦理委员会办公室秘书等。对于检查小组组长的选择，必须来自被检查伦理委员会之外的其他国家，具备更丰富的经验，作为组员参加过国外认证检查，具有组织协调能力，合理分配检查小组成员的工作，并合理安排参加培训的人员，保证在 3 天的现场检查期内完成所要求的检查任务与目标。

检查小组的成员通常除去组长外，还包括至少一位成员来自其他国家，包括2~3 位国内成员。这样安排不但考虑了检查过程中的客观公正，避免利益冲突，也考虑了检查费用成本。其他国家的成员通常在检查过程中无利益冲突，而国内检查员熟悉该地区与国家的相关制度与法规，在检查过程中遇到的问题，能与被检查机构的人员进行充分沟通。

合格的检查员除外相关教育背景和工作经验、培训和审查经验，还需具备的素质包括对工作能力的自信心、对人体研究受试者和公众的责任心，以及良好的沟通技能等特性。优秀检查员应具备良好的人际交往能力，以及良好的团队合作精神，可以主动与小组成员交流，尊重和赞赏检查组内其他人的工作；能耐心倾听和解答问题，积极参加讨论，尊重其他人的建议，能够根据检查过程中收集的信息进行综合分析，给出合理的判断；此外，还应具备努力工作和长时间工作的素质与能力，不管工作压力多大，有信心完成分配的工作；对检查资料分类保存，工作安排井然有序。

认证检查组的基本原则是相互尊重，对检查的各项内容进行客观观察，检查过程公开，欢迎感兴趣的医疗机构、药企、院校派人观摩现场检查，目的是让检查工作同时也是大家学习的体验。认证检查最后将根据检查过程中收集的数据资料和讨论形成的共识进行决策。

观摩现场检查的地方学员可以帮助检查专家根据检查要求、检查评估内容和标准操作规程开展检查。现场检查时，协助查阅标准操作规程与项目文件、委员培训记录、委员档案等，核查伦理委员会的日常工作是否根据其标准操作规程进行，日常工作开展是否与其标准操作规程有不一致的地方。例如，在检查研究项目方案的文件时，地方学员可以协助检查员查阅伦理委员会的标准操作规程中，对于受理伦理审查申请要求、送审时限、审查方式选择、人员职责、审查决定要求等的规定，检查项目文件中受理的项目资料是否符合标准操作规程，送审时间是否在规定的时限内，审查方式的选择是否与标准操作规程一致，文件资料的保存是否遵循标准操作规程的要求等。

现场联络员提供检查需要的相关制度和其他资料，包括伦理委员会遵循的制度法规（如《赫尔辛基宣言》、中国《药物临床试验质量管理规范》（GCP）、中国《药品管理法》《药物临床试验伦理审查工作指导原则》《医疗器械临床试验规定》《涉及人的生物医学研究伦理审查办法》等，以及该伦理委员会的标准操作规程，伦理审查申请指南等），研究项目文件，办公室文件（如委员培训记录、会议记录、审查工作表、审查决定等）。对检查小组成员的提问能够进行解答，如项目文件的电子档案、资料保存分类方式等。现场联络员由被检查医疗机构指派，需要非常熟悉伦理委员会办公室的管理与相关制度要求，通常由伦理委员会办公室秘书或办公室工作人员担任。

五、认证现场检查

现场检查时间确定后，FERCAP办公室会通知伦理委员会检查专家名单、需要准备的事宜与费用，如为检查组长提供伦理委员会委员名单、近3年审查的所有临床研究项目目录，并注明研究进展情况；现在实施的标准操作规程、伦理审查申请指南、遵循的制度法规，同时明确承担的检查组住宿交通费与劳务费及标准等。检查小组进行实地考察通常为期3天，小组一般包括3~4位检查专家，至少包括2位外籍专家，其中一位承担组长职责，同时多名观摩现场检查的地方学员，这些学员来自对认证感兴趣的单位。检查第一天上午首先有一个启动会，参加人员包括检查组成员、地方学员、医疗机构负责人及部分伦理委员会委员，介绍认证目的、检查内容与检查议程安排；同时申请认证的医疗机构伦理委员会主任委员介绍本伦理委员会的建设与发展。通过介绍，双方有一个初步的互相了解，大约1小时左右。相互介绍结束后，医疗机构参加人员离场，认证检查小组对检查工作进行分工，检查工作正式开始。

现场检查包括实地访视伦理委员会办公室，检查标准操作规程与指南是否完善，检查项目文件、会议记录、委员档案、培训记录，旁听会议审查等。通过对办公室工作环境、办公设施、文件档案的检查，以及对会议审查的实地观摩，结合对委员、办公室秘书的访视，评估医疗机构对伦理委员会是否有足够的设施资源支持完成日常工作，是否根据其标准操作规程进行运行，是否对委员提供足够的培训，委员是否有必要的专业背景知识和必要的技能完成伦理审查任务。

现场检查的最后一项是提供检查反馈。检查组长根据 2 天多的检查结果，对认证检查发现的 5 方面内容的优点与不足进行反馈，现场检查结束后 6 周内，检查小组完成检查报告，提出改进建议，上报 FERCAP 办公室。FERCAP 委员会讨论后，给出最终的反馈报告。现场反馈内容与最终的检查报告非常接近，被检查的伦理委员会可以根据现场反馈着手准备整改工作与整改报告。

伦理委员会需要根据反馈建议在规定的时间内递交整改报告，通常为 1 个月。FERCAP 根据整改报告，讨论决定是否通过认证。如果通过，在每年 11 月下旬会发认证通过证书，有效期 3 年。通过认证后，伦理委员会需要每年向 FERCAP 办公室递交年度工作情况报告。

从这个层面讲，申请认证可以由外部评审专家给出更客观的评价，评审者和被评审者互相学习，学习其他国家的经验，有助于全球的质量改善模式的建立，还有助于国际期刊编辑加强对出版物的伦理审查要求，进而促进 FERCAP 成员国的伦理审查质量的提升。

第三节　SIDCER 认证的评审内容及认证标准

一、认证检查标准

SIDCER/FERCAP 伦理委员会认证检查包括 5 个标准。①伦理委员会的结构和组成：伦理委员会的结构、组成和能力适应审查研究的数量和性质；②制度法规和标准操作规程：伦理委员会具有适当的管理和操作程序，遵循制度与操作规程实施系统的伦理审查，保证有效管理并保证审查过程的规范和质量；③审查过程的完整性：伦理委员会根据既定程序及时限审查方案和辅助文件，保护受试者的利益，并保证审查的及时性与标准一致性；④审查后程序：伦理委员会如何将其决定充分、有效地传达给研究者，与研究者沟通的有效性；⑤文件和档案管理：伦理委员会将其工作活动系统地保存并归档，并按时间顺序对所有研究活动进行良好的归档，保存时间符合要求。

SIDCER/FERCAP 是对亚太地区的伦理委员会审查资质是否满足最高审查标准的一种认证，对于评估医学研究的能力与发展具有重要意义。伦理委员会的资格能满足以上 5 项标准时，就能获得 SIDCER/FERCAP 认证，首次通过认证后有 3 年有效期，3 年后进行复核检查，如果复核检查不能满足标准时也会被取消资格。

二、FERCAP 认证具体评审内容

1. 遵循的法律法规、伦理委员会制度与标准操作规程　检查标准操作规程

依据的法律法规内容是否与递交资料中一致，所依据的法律法规是否在办公室陈列，方便可以查阅；同时检查组成员与地方学员审阅其标准操作规程与伦理审查申请指南，检查标准操作规程是否涵盖所有的审查程序，包括后续的跟踪审查如严重不良事件报告、违背方案报告、年度进展报告等，审查各类审查工作表的内容是否完整且重点突出，能否帮助委员对资料进行全面的审查，是否具有可操作性；检查标准操作规程是否包括对受试者投诉的处理，以及办公室档案的管理等；此外，还审阅伦理委员会制度章程，检查对伦理委员会组织结构的规定与管理。审阅伦理审查申请指南是检查伦理委员会是否对研究者如何递交伦理审查申请提供了全面详细的指导，介绍了伦理审查所要求的内容，帮助研究者准备齐全需要审查的资料。

2. 人员访视：伦理委员会委员、伦理委员会办公室人员　根据伦理委员会委员的背景，选择主任委员、副主任委员 1 位，专业委员 1~2 位、外单位委员 1 位，以及办公室秘书和工作人员进行访视，通常主任委员、办公室秘书与工作人员为必定访视人员，律师与社区代表二选一访视。

在访视过程中，通过询问委员的聘任过程，伦理委员会工作的运行过程，自己在伦理委员会中的角色，审查的范围，被访视人员对制度法规的了解，以及对审查程序、审查内容的知晓度，对伦理审查的认识，对伦理委员会不同背景委员的作用等的理解，评估伦理委员会的组织结构与培训是否到位，伦理委员会人员组成等评估是否能满足临床研究伦理审查的需求。检查委员选择任命是否与章程一致，组织架构如审查决定签署与传达是否与章程一致。

3. 观摩会议审查　现场观摩一次会议审查，主要是检查日常会议审查流程是否根据其标准操作规程开展审查，根据对到会人数及专业背景的检查，利益冲突的声明、委员提问与讨论内容，以及审查决定的做出等实地考察，评估会议审查流程是否遵循其标准操作规程进行，是否重视对利益冲突的管理，办公室对主审委员的选择是否合适，委员的审查技能及专业知识是否可以达到保护受试者的目的等，以及会议主持对会议审查过程的管理和时间的把控。

4. 办公室与资料室检查　办公室与资料室主要检查办公场地、办公设施的配备是否满足日常工作中对保密的要求与日常工作的正常运转，如电脑、电话机、传真机、碎纸机，借此评估医疗机构是否对伦理委员会工作给予足够的支持与重视；通过检查审查流程与制度保存位置、存放项目资料的位置与安全性（如是否上锁）、存放电子数据库电脑是否使用密码进入、数据库内容、权限限制、网上系统内容等，评估办公室人员对资料档案的管理是否到位，是否重视资料的安全性和保密性。

5. 项目资料检查　项目资料从近 3 年受理的所有项目中抽查，通常抽查 15~20 份，并且在检查过程中也会临时抽查项目。在研与完成的项目均会抽查，首先，检查从递交资料到批件发放是否遵循标准操作规程进行，各类审查流程是否符合标准操作规程的要求，如从受理伦理审查申请到委员会对该项目进行审查是否在标准操作规程规定的时限内完成，审查方式的选择是否符合标准操作规程中规定的标准要求，根据审查的频率，递交跟踪审查的时间是否符合审查决定中跟踪频率时限的要求。其次，通过项目资料检查与查阅方案内容、知情同意书内容与审查意见内容，评估伦理委员会审查是否起到了切实保护受试者权益的作用。

6. 办公室档案检查　办公室档案检查包括委员档案、委员培训记录、会议记录、审查决定、制度法规等的保存，检查委员聘任书、专业背景等是否符合伦理委员会制度中对委员聘任规定的要求，以及委员培训记录是否与委员访视中获得的信息一致。会议记录等的检查主要检查会议审查中对利益冲突的管理、委员审查过程与审查质量、会议审查中的讨论互动，以及最后的审查决定是否与讨论前后呼应、是否符合标准操作规程中关于审查决定的标准要求。此外，档案检查也包括对档案管理的检查，检查项目编号管理是否方便对资料的查阅，评估项目档案的管理是否符合保密的要求，对查阅与复印项目资料的管理等。

通过对上述内容的检查，最后结合各部分检查获得的信息，对伦理委员会的组建，对伦理委员会工作的独立性，对国际、国内及地区规章制度的遵循，对办公室管理，对其标准操作规程可行性及是否遵循标准操作规程进行伦理审查等进行综合分析和评估，根据评审的 5 个方面，对各方面检查发现的优点和存在问题进行反馈。

在整个检查过程中，检查组专家非常民主，如果伦理委员会对提出的意见持不同意见，可以当面沟通，如果解释合理，检查组也是非常乐意接受的。

经过对影响伦理委员会建设和审查质量等 5 个方面的认证检查，可以帮助伦理委员会发现自身存在的问题，通过对具体的反馈建议的整改，可以促进伦理委员会提升伦理审查质量并将伦理审查透明化，促进申办者、研究者与伦理委员会之间的理解与合作，完善伦理委员会审查质量的提高和对审查工作的监管。SIDCER/FERCAP 认证要求医疗机构伦理委员会的运行遵循国际、国内相关法规，有切实可行的标准操作规程与伦理审查申请指南。通过申请认证，医疗机构伦理委员会需要根据认证要求完善机构内部的规章制度以明确遵循相关的法规，制定具有实际操作性的标准操作规程，进而促进伦理委员会的规范化建设，帮助伦理委员会完善规章制度与标准操作规程，促进伦理审查的标准化及研究方案的规范化，进一步影响研究团队对研究中受试者保护及研究质量的重视，为研究团队与国际的交流合作奠定基础。该认证被证明是一种切实有效地提升伦理委员会能力的方式。

附：SIDCER 认证自评表

SIDCER 认证自评表

伦理委员会（EC）名称：

伦理委员会地址：

伦理委员会主要联系人：

伦理委员会简介：

何年成立：
开会周期：
每年讨论的研究方案类型（如生物医学、新药开发等）与数量：

伦理委员会委员简介

伦理委员会组成			
姓名	职业与证书	性别	是否医院职工

	具体评估内容	A	B	C	D	注释
A	伦理委员会结构和组成 （伦理委员会及成员的结构、构成与技能合乎所审查的研究要求）					
A1	成员资格要求（至少5名成员，不同性别，专业人员，非专业人员，外单位人员，任期，任命条件）					
A1.1	EC有至少5名成员吗？*(ICH 3.2.1)*	☐	☐	☐	☐	
A1.2	成员包括不同性别吗？*(WHO 4)*	☐	☐	☐	☐	
A1.3	EC至少有1名外单位人员吗？*(ICH 3.2.1, WHO 4)*	☐	☐	☐	☐	
A1.4	EC是否包括非医药专业或法律人员?*(ICH 3.2.1, WHO 4)*	☐	☐	☐	☐	
A1.5	是否包括具有丰富研究经验的专业人员？*(ICH 3.2.1, WHO 4)*	☐	☐	☐	☐	
A1.6	EC是否向即将聘任的委员说明了EC职责？*(WHO 4.1.1)*	☐	☐	☐	☐	
A1.7	EC成员是否具备EC职能所要求的经验、知识、技能及能力？*(WHO 4)*	☐	☐	☐	☐	
A1.8	EC是否有选择委员的相关规章与规程？*(WHO 4.1.2, ICH 3.3.1)*	☐	☐	☐	☐	
A1.9	EC是否有委员任期的相关条款规定？*(WHO 4.2.1)*	☐	☐	☐	☐	
A1.10	EC是否有委员连任的相关条款规定？*(WHO 4.2.2)*	☐	☐	☐	☐	
A1.11	EC是否有免去委员资格的相关条款规定？*(WHO 4.2.3)*	☐	☐	☐	☐	
A1.12	EC是否有委员辞职的程序规定？*(WHO 4.2.4)*	☐	☐	☐	☐	
A1.13	EC是否有委员替换的程序规定？*(WHO 4.2.5)*	☐	☐	☐	☐	
A1.14	EC是否有所有委员名单和他们的简历？*(ICH 3.2.1)*	☐	☐	☐	☐	
A1.15	EC委员是否签署了保密协议？*(WHO 4.3.3)*	☐	☐	☐	☐	
A1.16	EC委员是否愿意公开姓名、职业和与机构的关系？*(ICH 3.4, WHO 4.3.1)*	☐	☐	☐	☐	
A2	管理要求（有充足的人员监管EC行为，并有职责要求和任命条款）					
A2.1	EC是否有足够的工作人员（全职或兼职）来完成EC职责？*(WHO 4.4)*	☐	☐	☐	☐	

	具体评估内容	A	B	C	D	注释
A2.2	EC 是否有办公室任职的条件描述？（WHO 4.4）	☐	☐	☐	☐	
A2.3	EC 是否有相关政策描述工作人员的任期、资格、辞职和替换？（WHO 4.4）	☐	☐	☐	☐	
A2.4	EC 是否有文件描述工作人员的职责与责任？（WHO 4.4）	☐	☐	☐	☐	
A2.5	EC 是否有自己的办公室？（WHO 4.4）	☐	☐	☐	☐	
A2.6	是否有必要的设备保证工作正常进行？（WHO 4.4）	☐	☐	☐	☐	
A2.7	EC 是否有足够的资金保证工作正常进行？	☐	☐	☐	☐	
A2.8	是否记录了费用的开销，并且可以根据要求公开？（WHO 4.3.2）	☐	☐	☐	☐	
A3	**成员培训（EC 需要明确对委员进行继续教育的规定）**					
A3.1	委员任命条件是否规定了他们要接受任职培训与继续教育？（WHO 4.7）	☐	☐	☐	☐	
A3.2	是否对委员进行过任职培训？（WHO 4.7）	☐	☐	☐	☐	
A3.3	是否对 EC 委员进行继续教育以提高他们的伦理审查能力？（WHO 4.7）	☐	☐	☐	☐	
A3.4	EC 办公室是否对委员和工作人员的培训与继续教育进行回顾审查与记录？（WHO 4.7）	☐	☐	☐	☐	
A4	**利益冲突管理（EC 应有关于利益冲突管理的政策）**					
A4.1	EC 是否有减少或消除利益冲突的程序？（WHO 4.1.3）	☐	☐	☐	☐	

B	对特殊政策的依从（EC 有切实可行的管理和操作规程，指导对特殊问题的伦理审查）					
B1	**伦理委员会管理（伦理委员会审查范围）**					
B1.1	EC 是否有包括审查范围、目的、行为等管理的定义？（WHO 4）	☐	☐	☐	☐	
B2	**标准操作规程的可行性（EC 要有委员应遵循的职责与行为的标准操作规程）**					
B2.1	EC 是否有成文的标准操作规程？（ICH 3.2.2,WHO 4）	☐	☐	☐	☐	

	具体评估内容	A	B	C	D	注释
B2.2	标准操作规程是否涵盖了 EC 所有职责与承诺的审查？（*ICH 3.2.2,WHO 4*）	☐	☐	☐	☐	
B2.3	EC 是否依从所制定的标准操作规程？（*ICH 3.2.2,WHO 4*）	☐	☐	☐	☐	
B2.4	标准操作规程是否进行过必要的修改？	☐	☐	☐	☐	
B2.5	EC 是否有书面的标准操作规程？（*ICH 3.2.2*）	☐	☐	☐	☐	
B3	**伦理审查申请指南（EC 要有包括 EC 要求的申请指南）**					
B3.1	EC 有指导研究者如何申请伦理审查的指南吗？（*WHO 5.1*）	☐	☐	☐	☐	
B3.2	EC 有统一的申请书吗？（*WHO 5.2.2*）	☐	☐	☐	☐	
B3.3	EC 对申请书有简要说明吗？（*WHO 5.2.3*）	☐	☐	☐	☐	
B3.4	EC 明确了需要递交的申请材料吗？（*WHO 5.2.6*）	☐	☐	☐	☐	
B3.5	EC 申请指南是否明确了对研究方案修改的申请程序与重新审核程序？（*WHO 5.2.2*）	☐	☐	☐	☐	
B3.6	EC 是否有知情同意书指南／模板来指导研究者准备相关文件？	☐	☐	☐	☐	
B3.7	EC 是否有跟踪系统帮助申请者查询进程？	☐	☐	☐	☐	
B3.8	EC 是否有专人接受申请材料？（*WHO 5.2.1*）	☐	☐	☐	☐	
B3.9	EC 是否有联系申请者的方式？（*WHO 5.2.8*）	☐	☐	☐	☐	
B3.10	EC 是否与递交材料不全的申请人沟通？	☐	☐	☐	☐	
B3.11	EC 是否说明对受理申请的收费标准？（*WHO 5.2.11*）	☐	☐	☐	☐	
B3.12	EC 是否说明申请表需要签字并注明签字日期？（*WHO 5.3.1*）	☐	☐	☐	☐	
B3.13	EC 是否要求研究方案与其他支持材料同时递交？（*ICH 3.1.2, WHO 5.3.2*）	☐	☐	☐	☐	
B3.14	EC 是否要求同时递交项目摘要与研究方案的主要图表（流程图）（*WHO 5.3.3*）	☐	☐	☐	☐	
B3.15	EC 是否要求递交在研究中对伦理的考虑的说明？（*WHO 5.3.4*）	☐	☐	☐	☐	

	具体评估内容	A	B	C	D	注释
B3.16	EC是否要求递交病例报告表样本、患者日志，以及其他与受试者有关的调查表？ (WHO 5.3.5)	☐	☐	☐	☐	
B3.17	当研究包括新产品时，EC是否要求递交对新产品的适当充足的介绍？ (ICH 3.1.2,WHO 5.3.6)	☐	☐	☐	☐	
B3.18	EC是否要求递交研究者的简历？ (ICH 3.1.2,WHO 5.3.7)	☐	☐	☐	☐	
B3.19	EC是否要求递交招募受试者的材料？ (ICH 3.1.2,WHO 5.3.8)	☐	☐	☐	☐	
B3.20	EC是否要求递交知情同意书样本？ (ICH 3.1.2,WHO 5.3.10)	☐	☐	☐	☐	
B3.21	EC是否要求递交对受试者补偿的声明？ (ICH 3.1.2,WHO 5.3.12)	☐	☐	☐	☐	
B3.22	EC是否要求递交对赔偿要求的解决办法？ (WHO 5.3.13)	☐	☐	☐	☐	
B3.23	EC是否要求递交保险覆盖计划？ (WHO 5.3.14)	☐	☐	☐	☐	
B3.24	EC是否要求递交同意遵守相关法规规定的伦理原则的声明？ (WHO 5.3.15)	☐	☐	☐	☐	
B3.25	EC是否要求递交所有EC或其他主管部门以前的重要决定？ (WHO 5.3.16)	☐	☐	☐	☐	
B4	**符合要求（EC有关于EC遵守相关规定、符合法定人数和资质要求的证明记录）**					
B4.1	EC是否按计划开会？ (ICH 3.2.2,WHO 6.1.1)	☐	☐	☐	☐	
B4.2	EC是否在开会前确定了法定要求的人数？ (WHO 4.5)	☐	☐	☐	☐	
B4.3	EC是否要求至少一名外单位人员和一名非医药专业人员为每次审核会议的法定人员？ (WHO 4.5.2)	☐	☐	☐	☐	
B4.4	EC是否要求记录会议时间并有合理的记录程序？ (WHO 4.5.2)	☐	☐	☐	☐	

C	审查过程评估 （EC要根据制定的程序及时审查研究方案和相关材料，以保护研究者的利益）					
C1	**审查过程（有足够的时间审查研究方案，EC要详细记录审查过程）**					
C1.1	EC是否根据操作规程进行审查？ (ICH 3.3, WHO 6)	☐	☐	☐	☐	
C1.2	EC是否在合理的时间范围内审查研究方案和相关材料？ (ICH 3.1.2, WHO 6.1.2)	☐	☐	☐	☐	

	具体评估内容	A	B	C	D	注释
C1.3	EC 是否制定有快速审查程序？ *(ICH 3.3.5, WHO 6)*	☐	☐	☐	☐	
C1.4	EC 是否说明申请加快审查的条件，如申请项目类别、修正方案审查、跟踪审查和其他因素？ *(ICH 3.3.5, WHO 6.3.1)*	☐	☐	☐	☐	
C1.5	EC 是否有评估加快审查是否符合审查标准的相关制度与规程？ *(ICH 3.3.5, WHO 6.3.3)*	☐	☐	☐	☐	
C1.6	EC 是否有需要所有委员审查的规程？ *(WHO 6.2)*	☐	☐	☐	☐	
C1.7	当审查特殊研究方案时，EC 是否有征求特殊专家意见的操作规程？ *(ICH 3.3.6, WHO 4.6)*	☐	☐	☐	☐	
C1.8	EC 是否有独立顾问的受权调查范围？ *(WHO 4.6)*	☐	☐	☐	☐	
C1.9	EC 是否有邀请申办者 / 研究者必要时解释特殊问题的操作规程？ *(ICH 3.2.5)*	☐	☐	☐	☐	
C2	审查要点（EC 要根据政策与操作规程审查，审查要点应包括科学设计、实施和伦理合理性）					
C2.1	EC 是否有审查研究方案的相关制度与操作规程？ *(WHO 6.2)*	☐	☐	☐	☐	
C2.2	EC 是否审查研究的科学设计与实施？ *(WHO 6.2.1)*	☐	☐	☐	☐	
C2.3	EC 是否审查应用对照组的理由？ *(WHO 6.2.1.3)*	☐	☐	☐	☐	
C2.4	EC 是否审查受试者提前退出的标准？ *(WHO 6.2.1.4)*	☐	☐	☐	☐	
C2.5	EC 是否审查暂停或终止研究的标准？ *(WHO 6.2.1.5)*	☐	☐	☐	☐	
C2.6	EC 是否权衡受试者和相关群体的预期利益与预期风险和不便是否合理？ *(WHO 6.2.1.2)*	☐	☐	☐	☐	
C2.7	EC 是否审查对研究实施过程的监查与稽查的规定，包括建立数据安全监察委员会？ *(WHO 6.2.1.6)*	☐	☐	☐	☐	
C2.8	EC 是否审查报告和出版研究结果的方式？ *(WHO 6.2.1.8)*	☐	☐	☐	☐	
C2.9	EC 是否审查受试者承担的风险与预期利益是否合理？ *(WHO 6.2.1.2)*	☐	☐	☐	☐	
C2.10	EC 是否按照标准操作规程评估对易感人群的潜在风险是否可以接受？ *(ICH 3.1.6)*	☐	☐	☐	☐	
C2.11	EC 是否审查获得知情同意过程的详细描述，和确认取得知情同意的责任人？ *(WHO 6.2.5.1)*	☐	☐	☐	☐	
C2.12	EC 是否审查知情同意过程提供给受试者的信息用受试者可理解的语言，并可帮助受试者做决定？ *(WHO 6.2.5.2)*	☐	☐	☐	☐	

	具体评估内容	A	B	C	D	注释
C2.13	EC是否审查将不能表达知情同意者纳入试验的理由和取得同意的说明？ *(ICH 3.1.6, WHO 6.2.5.3)*	☐	☐	☐	☐	
C2.14	EC是否有并遵守制定的规程来确保自愿受试者在知情同意过程中得到保护？ *(ICH 3.1.5)*	☐	☐	☐	☐	
C2.15	EC是否有并根据制定的操作规程来审查包括在研究方案中的突发事件的知情同意过程？ *(ICH 3.1.2)*	☐	☐	☐	☐	
C2.16	EC是否审查保证受试者在研究过程中可得到与其参加试验相关的有用的信息？ *(WHO 6.2.5.4)*	☐	☐	☐	☐	
C2.17	EC是否审查由研究者制定的在研究过程中听取并答复受试者或其代表的疑问和意见的规定？ *(WHO 6.2.5.5)*	☐	☐	☐	☐	
C2.18	EC是否审查研究人员有相应的资格和经验参加所申请的研究？ *(ICH 3.1.3, WHO 6.2.3.1)*	☐	☐	☐	☐	
C2.19	EC是否审查因研究目的而撤销或不给予标准治疗的设计以及采取此类设计的理由？ *(WHO 6.2.3.2)*	☐	☐	☐	☐	
C2.20	EC是否审查如果研究过程中受试者自愿退出时将采取的措施？ *(WHO 6.2.3.5)*	☐	☐	☐	☐	
C2.21	EC是否有并根据已制定的规程审查受试者在试验中与试验后的隐私与个人信息保护？ *(WHO 6.4)*	☐	☐	☐	☐	
C2.22	EC是否有并根据已制定的规程审查受试者得到适当保护？ *(ICH 3.1.6)*	☐	☐	☐	☐	
C2.23	EC是否有并根据已制定的规程审查招募受试者方式是不是可接受的？ *(WHO 6.2.2)*	☐	☐	☐	☐	
C2.24	EC是否审查研究结束后，受试者可获得研究产品的计划说明？ *(WHO 6.2.3.8)*	☐	☐	☐	☐	
C2.25	EC是否有并根据已制定的规程评估纳入和排出标准？ *(WHO 6.2.2.4, WHO 6.2.2.5)*	☐	☐	☐	☐	
C2.26	EC是否有并根据已制定的规程评估受试者所在社区的人口学特点？ *(WHO 6.2.2.1)*	☐	☐	☐	☐	
C2.27	EC是否有另外的安全制度确保受试者的权益？ *(ICH 3.1.6, ICH 3.1.7)*	☐	☐	☐	☐	
C2.28	EC是否审查对受试者的报酬不会诱导他们参加试验？ *(ICH 3.1.8, WHO 6.3.2.10)*	☐	☐	☐	☐	
C2.29	EC是否审查对研究造成受试者的损伤所做的补偿是否合理？ *(ICH 3.1.9, WHO 6.3.2.11)*	☐	☐	☐	☐	
C2.30	EC是否审查试验结束后，受试者可获得的照顾和奖励？ *(WHO 6.3.2.3)*	☐	☐	☐	☐	
C2.31	EC是否审查研究对招募受试者的社区的影响和相关性？ *(WHO 6.3.6.1)*	☐	☐	☐	☐	
C2.32	EC是否审查研究设计阶段所采取的向有关社区咨询的步骤？ *(WHO 6.3.6.2)*	☐	☐	☐	☐	

	具体评估内容	A	B	C	D	注释
C2.33	EC是否审查社区对个人同意的影响？（WHO 6.3.6.3）	☐	☐	☐	☐	
C2.34	EC是否审查研究过程中所提议的社区咨询？（WHO 6.3.6.4）	☐	☐	☐	☐	
C2.35	EC是否审查研究对增强相关社区能力的贡献程度？（WHO 6.3.6.5）	☐	☐	☐	☐	
C2.36	EC是否审查研究结束后，成功的研究产品在有关社区的可获得性和可负担性？（WHO 6.3.6.6）	☐	☐	☐	☐	
C2.37	EC是否审查保证受试者在研究过程中可得到与其参加试验相关的、有用的信息来保护他们的权利、安全和（或）福利？（WHO 6.2.5.4）	☐	☐	☐	☐	
C3	审查通过后管理（EC记录并根据操作规程进行修正方案审查、跟踪审查以及不良事件报告等审查）					
C3.1	EC是否进行跟踪审查？（ICH 3.1.4, ICH 3.3.3, WHO 9）	☐	☐	☐	☐	
C3.2	EC是否根据制定的操作规程决定跟踪审查频率？（ICH 3.1.4, WHO 9.2）	☐	☐	☐	☐	
C3.3	EC是否根据制定的操作规程处理研究方案的修正审查？（ICH 3.2.7, WHO 9.3）	☐	☐	☐	☐	
C3.4	EC是否对跟踪审查进行记录，记录是否可以查阅？	☐	☐	☐	☐	
C3.5	EC是否考虑提交的相关信息和在跟踪审查中所做的记录？（WHO 9.3）	☐	☐	☐	☐	
C3.6	当EC要进行跟踪审查时，EC是否根据制定的操作规程通知研究者？（ICH 3.1.4, WHO 9.4）	☐	☐	☐	☐	
C3.7	EC是否根据制定的制度与操作规程决定暂停或终止试验？（WHO 9.4）	☐	☐	☐	☐	
C3.8	当研究暂停或终止时，EC是否要求研究者以书面形式报告原因和研究结果摘要？（WHO 9.5）	☐	☐	☐	☐	
C3.9	EC是否跟踪审查与研究实施和研究产品有关的严重和非预期不良事件，以及对受试者所采取的必要保护步骤？（WHO 9.3b）	☐	☐	☐	☐	
C3.10	EC是否强调对已批准的研究方案不能擅自进行任何更改？（ICH 3.3.7）	☐	☐	☐	☐	
C3.11	EC是否强调当研究者为了避免对受试者的紧急伤害而修正方案时，研究者要及时向EC报告？（ICH 3.3.8, WHO 9.3c）	☐	☐	☐	☐	
C3.12	EC是否强调研究者要及时向伦理委员会报告变化对受试者风险的增加和（或）影响试验的进行？（ICH 3.3.8, WHO 9.3c）	☐	☐	☐	☐	
C3.13	EC是否强调研究者要及时向伦理委员会报告药物严重不良反应和非预期不良反应？（ICH 3.3.8）	☐	☐	☐	☐	

	具体评估内容	A	B	C	D	注释
C3.14	EC是否强调研究者要及时向伦理委员会报告任何影响受试者安全或试验正常进行的新信息？（ICH 3.3.8）	□	□	□	□	
C3.15	EC是否要求申办者向EC报告研究完成时间？（WHO 9.6）	□	□	□	□	
C3.16	EC是否要求申办者在研究结束后递交一份研究总结报告，包括研究过程和结果简介？（WHO 9.7）	□	□	□	□	
C4	**伦理委员会会议记录（记录要完全，并且反映会议中的审查过程）**					
C4.1	EC是否记录并保存会议记录？（ICH 3.2.2, WHO 6.1.3）	□	□	□	□	
C4.2	EC是否记录参加会议的委员、投票委员和所有在会议中的审查过程？（ICH 3.1.2）	□	□	□	□	
C4.3	会议记录是否包括所审查的研究方案和相关文件，给出决定意见（如同意、做必要的修改后同意、不同意和终止／暂停已批准的试验）的日期？（ICH 3.1.2）	□	□	□	□	
C4.4	EC是否有确认会议记录的程序？（WHO 6.1.3）	□	□	□	□	
C5	**做出决定程序（EC制度包括有审查决定的条件和委员聘任的条件）**					
C5.1	决定只在有法定要求人数参加的会议做出吗？（ICH 3.2.3, WHO 7.3）	□	□	□	□	
C5.2	EC保证只有参与审查的伦理委员会委员才有决定权吗？（ICH 3.2.4, WHO 7.5）	□	□	□	□	
C5.3	在做出决定前，是否所有必需的文件齐全，并有充分的时间审查？（WHO 7.4）	□	□	□	□	
C5.4	EC是否有通过一致同意或投票做出决定的先决条件？（WHO 7.6）	□	□	□	□	
C5.5	EC是否要求有利益冲突的委员退出会议决定程序？（WHO 7.1）	□	□	□	□	
C5.6	在做出决定前，EC委员是否有充足的时间进行审查和讨论？（WHO 7.2）	□	□	□	□	
C5.7	当延期审查决定做出时，EC是否清楚地说明了需要修改的地方？（WHO 7.8）	□	□	□	□	
C5.8	负性决定是否有充足的理由支持？（WHO 7.9）	□	□	□	□	

D	审查后程序（传达决定） （EC制度包括将审查决定及时传达至研究者的要求）
D1	**传达决定（EC要有明确的时间期限传达审查决定并阐述理由）**

	具体评估内容	A	B	C	D	注释
D1.1	书面审查决定是在 14 天内传达到申请者吗？*(WHO 8)*	☐	☐	☐	☐	
D1.2	当给研究者传达条件性决定时，EC 是否清楚地指出需要修改的范围？*(ICH 3.3.9, WHO 7.4)*	☐	☐	☐	☐	
D1.3	审查决定是否包括审查项目的准确名称？*(WHO 8.1)*	☐	☐	☐	☐	
D1.4	审查决定是否包括审查项目的批件号和知情同意书版本号？*(WHO 8.2)*	☐	☐	☐	☐	
D1.5	审查决定是否包括申请者的姓名、职称和行政隶属关系？*(WHO 8.4)*	☐	☐	☐	☐	
D1.6	审查决定是否包括决定的日期和地点？*(WHO 8.6)*	☐	☐	☐	☐	
D1.7	审查决定是否包括做决定的伦理委员会名称？*(WHO 8.7)*	☐	☐	☐	☐	
D1.8	审查决定是否包括申请者的责任声明？*(ICH 3.3.6, ICH 3.3.7, WHO 8.11)*	☐	☐	☐	☐	
D1.9	审查决定是否包括伦理委员会主任（或授权者）签名与签名日期？*(WHO 8.14)*	☐	☐	☐	☐	
D1.10	EC 是否通知研究者 EC 的跟踪审查计划？*(WHO 8.12)*	☐	☐	☐	☐	
D1.11	EC 在传达暂停或终止研究决定时，是否明确说明理由（或取消暂停/终止的条件）？*(ICH 3.3.9, WHO 9.5)*	☐	☐	☐	☐	
D1.12	决定文件是否清楚地提供申请者与 EC 联系的方式？*(WHO 8.11)*	☐	☐	☐	☐	

E	文件与档案文件 （EC 要定期系统地对审查文件进行归档保存）					
E1.1	EC 是否有并根据操作规程保存和归档所有的记录和传达的文件？*(ICH 3.4, WHO 10)*	☐	☐	☐	☐	
E1.2	EC 是否有并根据操作规程存取、借阅各种文件记录和档案？*(ICH 3.4, WHO 10)*	☐	☐	☐	☐	
E1.3	档案文件的收集与查阅是否按照规定程序操作？*(ICH 3.4, WHO 10)*	☐	☐	☐	☐	
E1.4	EC 是否对每个研究方案的所有资料有完整的档案或数据库？*(WHO 10.7)*	☐	☐	☐	☐	
E1.5	EC 是否按照规定对文件存档至少到研究结束后 3 年？*(ICH 3.4, WHO 10)*	☐	☐	☐	☐	
E1.6	主管部门是否检查所有记录？*(ICH 3.4, WHO 10)*	☐	☐	☐	☐	

	具体评估内容	A	B	C	D	注释
E1.7	EC 是否将 EC 的标准操作规程和规章制度存档？（*WHO 10.1*）	☐	☐	☐	☐	
E1.8	EC 是否将所有委员的专业履历存档？（*WHO 10.2*）	☐	☐	☐	☐	
E1.9	EC 是否将 EC 制度公布的申请指南存档？（*WHO 10.4*）	☐	☐	☐	☐	
E1.10	EC 是否将 EC 会议审查程序与会议记录存档？（*WHO 10.5, WHO 10.6*）	☐	☐	☐	☐	
E1.11	EC 是否将通知申请者的审查决定、建议或要求副本存档？（*WHO 10.9*）	☐	☐	☐	☐	
E1.12	EC 是否将跟踪审查期间收到的所有书面材料存档？（*WHO 10.10*）	☐	☐	☐	☐	
E1.13	EC 是否将研究完成、暂停或终止研究的通知存档？（*WHO 10.11*）	☐	☐	☐	☐	
E1.14	EC 是否将研究总结报告存档？（*WHO 10.12*）	☐	☐	☐	☐	

评估结果分级：

A——完整 / 充足 / 总是

B——欠完整 / 有时 / 不充足

C——不完整 / 未做

D——无

参考文献

[1] Fercap-Sidcer. Introduction of SIDCER Recognition [EB/OL].http://fercap-sidcer.org/recog. php. 2010-10-6.

第八章

美国人体研究保护项目认证协会（AAHRPP）认证及其认证要点

第一节　AAHRPP 认证的历史沿革

美国人体研究保护项目认证协会（Association for the Accreditation of Human Research Protection Programs, AAHRPP）是独立的、非营利性的认证机构，是一个自愿自发参与、基于同行评估、注重于教育模式的人体研究保护认证体系。为了推动高质量、高水准的伦理审查和最大限度保护受试者，美国医学与研究公共责任组织（Public Responsibility in Medicine and Research，PRIM&R）、美国医学院协会（Association of American Medical Colleges，AAMC）、美国大学联合会（Association of American Universities，AAU）、美国实验生物学会联合会（Federation of American Societies for Experimental Biology，FASEB）、社会科学协会联盟（CSSA）、全国州立大学和赠地学院协会（NASULGC）、国家健康委员会（NHC）等 7 家组织共同出资创建了 AAHRPP。该协会于 2001 年 5 月正式开始运作，2001 年 10 月发布了其暂行认证标准，之后经过讨论修订并在 AAHRPP 的试点认证机构中得到检验与完善，于 2002 年 2 月 26 日发布其正式认证标准、认证程序和收费标准。2002 年，AAHRPP 发布的认证标准包含了五个方面的内容，分别为：机构（organization）、研究审查机构（research review unit）、研究者（investigator）、资助研究（sponsored research）、受试者教育（participant outreach）。经过修订和征求意见，AAHRPP 在 2009 年 10 月 1 日发布了修订后的认证标准。新发布的认证标准从 2010 年 3 月 1 日开始生效。2009 年对 AAHRPP 认证标准的修订，是 AAHRPP 近十年的认证历程中，第一次对认证标准做较大的修订，修订后的认证标准在结构和内容上均做了调整。

新修订的 AAHRPP 认证标准，在结构上，精简和优化了 AAHRPP 认证标准框架，将认证标准由五个方面优化为三个方面，即机构、伦理委员会和研究者及其团队；删除了部分重复内容；修订后的 AAHRPP 认证标准更加紧凑。

AAHRPP 前任首席执行官（CEO）斯皮尔斯（Speers）说："修订后的认证标准更具有逻辑性，更加有利于申请认证的机构组织管理其人体研究保护项目。"斯皮尔斯补充说："十年前，AAHRPP 开始认证时制定的认证标准，其主要关注点是 IRB，修订重组后的认证标准更加重视开展人体研究保护项目的机构。也就是说单纯地拥有一个强效的 IRB 是不够的，获得认证的机构要有一个强效的IRB，要有一个强效的利益冲突委员会，要有保护受试者和开展研究的适当资源，要良好有力地控制试验物品。"

新修订的 AAHRPP 认证标准，在内容上，主要增加了利益冲突标准、跨国研究标准和社区参与三个方面的内容。

新修订的 AAHRPP 认证标准中增加的第一个内容是利益冲突标准。利益冲突很重要，它可以影响研究的完整性，影响研究是否公平公正地开展，影响受试者安全和权益的保护，故 AAHRPP 强化了利益冲突标准。在新修订的认证标准中，除了扩充利益冲突的相关内容外，还使利益冲突的认证标准单独成为独立的认证要素，在一致性认证标准下面有两条要素专门规定了利益冲突的认证标准，这凸显了 AAHRPP 对利益冲突的重视程度。在修订的认证标准中，要求申请认证的机构有书面的政策和程序来规定和解决利益冲突的相关内容，确保机构能识别、管理、最小化或者消除经济利益冲突和非经济利益冲突。利益冲突的认证要素，能指导解决机构的经济利益冲突和非经济利益冲突、研究者及其团队的经济利益冲突和非经济利益冲突。

新修订的 AAHRPP 认证标准中增加的第二个内容是跨国研究标准，跨国研究标准是 AAHRPP 契合了当今研究发展需求而增加的。在当下，很多机构都开展跨国研究，开展的研究遍及世界各地。跨国研究的标准隶属于机构认证标准，AAHRPP 要求开展跨国研究的机构，在遵守当地法律法规和文化的情况下，要像保护本国受试者那样来保护国外开展研究中的受试者。

新修订的 AAHRPP 认证标准中增加的第三个内容是社区居民参与研究标准，新增的这个认证标准隶属于机构认证标准。新的标准要求机构和研究者在适当的时候鼓励社区居民参与研究设计、实施、成果的推广。社区居民参与研究，一方面可以加速试验成果向临床的转化，另一方面也可以培训临床转化研究者，起了一箭双雕的作用。

第二节　AAHRPP 认证的实施现状

AAHRPP 标准符合或超越了联邦政府的人体保护法规要求，具有合理性和可达性，是目前最佳实践的代表。

为了获得 AAHRPP 认证，申请认证的机构必须证明已经在各个研究操作层面上采取了广泛的安全措施来全方位地保护受试者和提高研究质量，并且要能坚持研究方面的高标准。在当今全球合作性研究领域中，组织越来越需要了解 AAHRPP 认证情况，这有助于寻找到值得信赖的研究合作伙伴。

2003 年，爱荷华州立大学和位于华盛顿州的美国西部伦理委员会（WIRB）为第一批获得认证的机构。在随后 17 年的 AAHRPP 认证历程中，AAHRPP 的影响力逐渐增大，申请认证的机构每年稳步增加，获得 AAHRPP 认证的机构也在增加，截至 2017 年 1 月，全球获得认证的机构有 226 个。获得申请认证的机构也突破了美国本土，涉及比利时（2 个机构获得认证）、巴西（1 个机构获得认证）、加拿大（2 个机构获得认证）、中国大陆（6 个机构获得认证）、中国台湾（6 个机构获得认证）、印度（6 个机构获得认证）、朝鲜（5 个机构获得认证）、墨西哥（2 个机构获得认证）、韩国（1 个机构获得认证）、沙特阿拉伯（2 个机构获得认证）、新加坡（1 个机构获得认证）、南非（1 个机构获得认证）、泰国（1 个机构获得认证）、美国（190 个机构获得认证）。

在美国，主要的美国独立机构审查委员会都通过了 AAHRPP 认证，超过 60% 的美国研究型大学和超过 65% 的美国医学院不是通过了 AAHRPP 认证，就是已经开始了接受认证的过程。全球最大的公立研究资助机构 NIH 与临床研究最大的行业赞助者辉瑞公司 (Pfizer, Inc.) 也通过了 AAHRPP 认证。

虽然总体上获得 AAHRPP 认证的机构在不断地增加，但是不是一个稳步的增加，而是一个曲折波动的增加。通过 AAHRPP 网站我们了解到，截至 2008 年

3 月 20 日全球获得认证的机构有 107 个，截至 2010 年 12 月 16 日全球获得认证的机构有 223 个，截至 2010 年 3 月 18 日全球获得认证的机构有 200 个，截至 2012 年 3 月 15 日全球获得认证的机构有 243 个，截至 2015 年 1 月全球获得认证的机构有 205 个，截至 2015 年 12 月全球获得认证的机构有 219 个，截至 2016 年 6 月 23 日全球获得认证的机构有 231 个，截至 2017 年 1 月全球获得认证的机构有 226 个。由此可以看出，获得 AAHRPP 认证不是一劳永逸的，而是需要不断的努力，不断完善人体研究相关的规章制度，不断提高人体研究的实施水平，以此不断提高受试者的保护力度和研究质量，进而满足 AAHRPP 的要求，才能维持 AAHRPP 认证状态。在获得 AAHRPP 认证后，如果受试者的保护体系有变动，要及时地通过状态报告和年度报告向 AAHRPP 报告。AAHRPP 会定期评估获得认证机构的受试者保护体系，如果评估结果显示受试者的保护体系不能继续满足保护受试者的要求，则会建议其进行整改，如果整改后问题依然存在，依然不能满足受试者保护的要求，则会取消该机构的 AAHRPP 认证资质。

在中国大陆，首都医科大学附属北京佑安医院在 2011 年 6 月 10 日成功获得了 AAHRPP 的"充分认证"，成为中国大陆第一家获得 AAHRPP 认证的机构，该机构于 2014 年 6 月 10 日成功通过了 AAHRPP 的复核认证，再次获得了"充分认证"。首都医科大学附属北京佑安医院 AAHRPP 认证的成功，拉开了国内机构申请 AAHRPP 认证的序幕，随后国内申请 AAHRPP 认证的机构逐渐增多，获得 AAHRPP 认证的机构也逐步增多。截至 2017 年 1 月，中国大陆共有 6 个机构获得 AAHRPP 认证，其余获得 AAHRPP 认证的 5 个机构分别是：南京医科大学第一附属医院（2013 年 12 月 13 日获得了 AAHRPP 认证）、北京大学（2015 年 6 月 16 日获得了 AAHRPP 认证）、中南大学湘雅三医院（2015 年 9 月 17 日获得了 AAHRPP 认证）、第四军医大学第一附属医院（2016 年 3 月 21 日获得了 AAHRPP 认证）、南京中医药大学附属医院（2016 年 6 月 21 日获得了 AAHRPP 认证）。获得 AAHRPP 认证的机构增强了众多想申请 AAHRPP 认证机构的信心，国内的许多机构奋战在申请 AAHRPP 认证的道路上，随着时间的推移，更多的机构将获得认证，人体研究保护水平整体上将有更大的提高。

就像 AAHRPP CEO 所言，申请 AAHRPP 认证的目的绝不仅仅是为了获得 AAHRPP 认证，而是机构利用 AAHRPP 认证标准来组织和提高人体研究保护体系，从而组建一个完整的、富有凝聚力的、高效运转的人体研究保护体系。

第三节　AAHRPP 认证的评审内容及认证标准

AAHRPP 认证标准：AAHRPP 认为受试者保护体系不仅仅是伦理委员会的职责，而是一个系统工程，需要参与人体研究的各方共同努力，所以在其认证标准中对各方均做了要求。

AAHRPP 认证标准历经了不断修订完善的过程，发布的 2009 年 10 月 1 日版本沿用至今，认证标准主要包含三个方面：机构、伦理委员会和研究者及其团队。标准中对三个主体在受试者保护中的职责都做出了详细要求，由若干标准和诸多要素组成。

一、机构

机构的 AAHRPP 评审内容由 8 条标准和 24 条要素组成，机构是认证工作的组织保障部门。

机构是指在其中实施涉及人体的研究、承担相应受试者保护职责并申请认证的实体。AAHRPP 对任何一家寻求认证且符合条件的机构给予认证，申请认证的机构可以是学术机构、临床研究机构、合同研究组织、政府部门、医院、公司、独立的伦理审查委员会等。申请认证的机构应将人体研究保护项目体系应用于所有涉及人的研究项目，不论研究的资助来源、研究类型或研究实施地点。

1. 机构的第一条认证标准　机构应制定系统、完善、便于理解并可行的 HRPP 体系，并且机构人员要熟知和遵守 HRPP 体系。该标准由 7 条要素组成。

（1）要素 I.1.A.。机构应有判断一项研究活动是否需要 HRPP 监管的政策和程序。要明确并区分临床研究中哪些是涉及人体的研究，并将之归于 HRPP 监管的范畴；"涉及人体研究"的定义必须要与所有需要遵循的法规、指南等一致，不可自行缩小或者扩大；判断何为涉及人体研究的人员必须参与 HRPP 工作，必须熟知相关法规、指南等要求，并能够代表机构做出决定；做出的决定要传达给该研究活动相关的人员。

（2）要素 I.1.B.。机构应指定专人负责 HRPP 的运转。负责 HRPP 的人应学识渊博，有一定的权威，并能公正、独立地处理 HRPP 相关的事务。负责 HRPP 的运转的可以是个人或者团体，但是不论是个人还是团体，必须对法规、条例、指南有深入的理解，必须熟知 HRPP 体系中机构、伦理委员会、研究者各自的职责，必须有调配 HRPP 权利，必须不断地汲取伦理审查的前沿知识，必须有不断完善 HRPP 体系的能力。

（3）要素 I.1.C.。机构要确保伦理委员会工作的独立性。伦理委员会的工作应独立于机构内的其他部门，不受机构内的其他部门的干扰或影响；伦理委员会有权批准、不批准、暂停 / 终止一项研究；伦理委员会有权监管知情同意过程；要有应对企图对伦理委员会的独立性造成不当影响的书面处理措施。

（4）要素 I.1.D.。机构要有确立 HRPP 的伦理标准和实际操作的书面政策和程序。要规定伦理委员会（主任委员、行政主任 / 办公室主任、副主任委员、委员、秘书、工作人员等）、机构主任、研究者及其团队的三方各自的职责；在 HRPP 实施的过程中，伦理委员会、机构、研究者及其团队的三方除了各司其职、加强各方内部沟通交流外，还应加强部门之间的沟通交流与协作，提高受试者的保护力度和研究的实施质量；对于申办方、研究者及其团队、受试者、伦理委员会，相关的书面政策和程序要有可及性，确保各方掌握并遵守。

（5）要素 I.1.E.。机构应建立培训制度，增强保护受试者人员相关的知识和技能。理想状态下，受试者保护相关人员均应该深入扎实地掌握伦理原则、专业技能、法律法规等方面的知识和要求，但是现实生活中，限于精力等的原因，对于以上知识不能面面俱到时，可以根据自己在 HRPP 中扮演的角色，在知识的掌握方面有所侧重。例如，伦理相关的人员，在对专业知识等方面有大致的了解外，要重点掌握伦理审查相关的知识；研究者及其团队除了对伦理知识有大致的掌握外，要重点掌握专业知识、专业技能、不良事件以及严重不良事件的处理等。对于培训形式，既要包含常规的培训，又要包含专项培训。常规培训建议定期举办，以便让研究相关人员经常温习 HRPP 的相关知识，避免长期不学习而忘记。专项培训建议按需举办，例如，当有新的法规颁布时，可以举办针对该法规的培训，当研究过程中发现某些问题频发或者比较有代表性，可以举办这个类别的培训，避免或减少类似的问题再次发生。对于培训效果，无论是什么类型的培训，都要考核培训效果，这样一方面可以了解本次培训的效果，也可以为制定下一步的培训策略提供依据，使后续的培训更有针对性。

除了在每次培训后要考核培训的效果外，在机构整体层面，机构要定期评估HRPP相关人员的知识和技能水平，以便考核是否满足保护受试者的需要。

（6）要素 I.1.F.。机构要建立科学性审查程序并与伦理审查程序一致。科学性审查要先于伦理审查，之所以进行科学性审查是为了在科学性方面把好关，通过科学的设计使受试者风险最小化，因为不科学的研究就是不伦理的。伦理委员可以在审查伦理性的同时审查科学性，也可以委托其他部门如学术委员会等审查项目的科学性，其他部门的科学性审查结果可以作为伦理审查的一个参考依据，但是 EC 绝不能将学术审查的表决权授予学术委员会，也就是说即使其他部门进行了科学性审查，伦理委员会也要在审查伦理性的同时再次审查科学性。

（7）要素 I.1.G.。机构应规定在国内开展的研究，在伦理审查和研究项目的实施过程中都要严格遵守国内适用的法律、法规、规章制度等。无须完全照搬和遵守美国的相关法规，要区分中国和美国相关法规之间的不同，例如，何为儿童，中国法律和美国法律的规定就不同，在中国 10 岁以下称为儿童，在美国则 7 岁以下称为儿童。对于涉及特殊群体的研究，要对相关的定义做出明确的规定，如涉及儿童或决定能力下降的成人的研究，应明确定义"法定代理人""儿童""监护人"和适用人群。

2. 机构的第二条认证标准　机构应确保有足够的资源来保护研究中受试者的权益，包含机构所开展的研究或机构所监管的研究。这些资源包括人力资源、仪器设备资源、空间资源、财政支持等，对于何为足够的资源，没有统一标准，要视 HRPP 的效力来定。如果机构依赖外在机构实现受试者保护，如外部伦理委员会、合同制定部门、利益冲突管理委员会等，则需要保证外部机构遵循 AAHRPP 认证标准。

3. 机构的第三条认证标准　跨国临床研究与本土临床研究遵循同样的伦理规则，遵循当地法规及文化。机构在实施同时在国外开展的试验时，机构应对拟开展研究国家的法规及文化有适当的了解以便开展跨国研究，研究者及其团队和伦理委员会具有同等的责任使在国外开展的研究与国内开展的同一个研究遵循同样的伦理原则并尊重当地法规和文化。

4.机构的第四条认证标准 机构应回应受试者的关切。该标准由 3 条要素组成。

（1）要素 I.4.A.。机构应为所有受试者（过去的、现在的和将来的）及其代表提供讨论、抱怨、投诉、获得信息的途径，包含沟通联系人的姓名及其联系方式。这种途径可以是电话、信箱、邮箱、微信、飞信等，但是不论何种途径都既要安全，又要保护受试者的隐私,解除受试者的顾虑,以利于受试者表达其诉求。

（2）要素 I.4.B.。机构应开展有助于受试者及其群体了解何为人体研究的活动，并定期评估活动改善后续活动的效果。受试者的教育和教育的效果是一个系统而长期的过程，不是一蹴而就的。要根据评估的教育效果，改进下一步的教育活动和目标。

（3）要素 I.4.C.。在适当的时候，机构应当鼓励社区居民参与研究的设计、实施和结果的推广。提高民众的参与度，可能会在一定程度上促进研究的进展。但是这种情况并不适用于所有研究类型,更适合基于社区(疾病群体)的研究项目。

5.机构的第五条认证标准 机构应评估并改进与适用法律、法规、条例、指南的一致性，机构应评估并改进 HRPP 的质量、效用、效率。该标准由 4 条要素组成。

（1）要素 I.5.A.。机构应采用稽查、调查或其他方式评估对机构 HRPP 政策和程序，以及适用法律、法规、准则、指南的依从性，必要时采取措施来提高依从性。稽查、调查或其他方式评估的频率及强度取决于评估结果和机构质量改进的需求，机构质量改进措施要有针对性和可行性。

（2）要素 I.5.B.。机构应采用稽查、调查或其他方式评估 HRPP 的质量、效率和效力。机构要确定 HRPP 的优点和缺点，必要时采取措施来改进 HRPP 的质量、效率和效力。

（3）要素 I.5.C.。机构应建立与研究者及其团队沟通交流的途径，以便他们对 HRPP 及伦理审查过程提出建议。要明确规定沟通的方式、联络人员、联系方式等信息，落实这种途径，对研究者的咨询、关切、建议等及时做出回应，有利于增加保护受试者的力度和提高研究质量。

（4）要素 I.5.D.。机构要收集、改进不遵循 HRPP 的情况，必要时机构与伦理委员会一起确定不依从情况发生时受试者获得了适当的保护。不依从是指不遵守人体研究的相关的法律法规、机构 HRPP 政策和程序以及伦理委员会的要求和决定等。要制定系列措施改进不依从的情况，改进措施应与不依从的程度和性质相匹配。

6. 机构的第六条认证标准 机构应确保开展的研究中，能识别、管理、最小化或消除经济利益冲突。该标准由 2 条要素组成。

（1）要素 I.6.A.。机构能识别、处理、最小化或消除影响研究实施和 HRPP 完整性的机构经济利益冲突。机构或机构的主要领导可能与研究存在经济利益冲突，但不一定都影响 HRPP 保护受试者的权益、研究的完整性以及 HRPP 的可靠性。对于影响保护受试者的权益、研究的完整性以及 HRPP 可靠性的机构经济利益冲突，要建立识别、评估、管理、最小化或消除机制。

（2）要素 I.6.B.。机构能识别、处理、最小化或消除影响研究实施和 HRPP 完整性的研究者及其团队经济利益冲突。必要时机构与伦理委员会一起确认利益冲突已经被最小化或消除。研究者经济利益冲突：广义指任何可能对研究者及其团队保护受试者权利和利益的责任造成负面影响的经济利益。不是所有经济利益关系都会造成经济利益冲突，只有对受试者保护造成负面影响的经济利益才是经济利益冲突；利益冲突管理的根本目的在于防止利益冲突对受试者保护造成负面影响，保证 HRPP 的完整性。

7. 机构的第七条认证标准 机构要确保对试验性质的或未获批准上市物品的使用符合相应法规规定。该标准由 3 条要素组成。

（1）要素 I.7.A.。涉及试验性质或未获批准的物品时，机构要确认该物品研究获得适用法规的批准或豁免。机构应建立确认程序。特别是新药 / 医疗器械临床试验，新药临床试验前要获得临床试验批件（IND），医疗器械临床试验前要获得临床试验批件（IDE），要确认 IND 和 IDE 的有效期，确认研究方案与批件内容一致。

（2）要素 I.7.B.。机构要有书面的政策和程序来确保研究性质或未获批准物品的研究满足法律法规的要求。要明确研究性质或未获批准物品满足哪个法规的要求、满足的条件等。要确保由获批的研究者开展获批的方案。

（3）要素 I.7.C.。机构要规定在紧急情况下，使用试验性质的、未经批准的物品应符合法律法规的要求。仅适用于紧急情况下使用试验性质的、未经批准的物品进行的临床研究。在紧急情况下的研究，如危及生命但目前尚无有效的标准治疗的情况下，可以在获得伦理委员会同意前先行使用，但是在使用前需要获得受试者或法定代理人的书面知情同意。类似的情况发生后，机构应判断该种情况是否符合法律法规的要求，是否获得了知情同意书。机构应监管并确保除了在紧急情况下外，未再使用试验性质的或未经批准的物品。

8. 机构的第八条认证标准　机构应在与公众、企业或个人发起者的合作中均能遵循 HRPP。该标准由 5 条要素组成。

（1）要素 I.8.A.。合同中，机构应与申办方就受试者发生与研究相关损害的医疗救治问题达成协议。要明确赔付范围、谁来付费、赔付金额、赔付方式等问题。这种协议应在研究开展前就达成，并告知受试者。

（2）要素 I.8.B.。合同中，机构应规定：如果申办方获知对受试者可能造成损害的或影响研究开展的新信息时，应及时书面告知机构。以便机构及时知晓或审查，确保保护受试者。

（3）要素 I.8.C.。合同中，机构应规定：当申办者进行数据安全监察时，双方应就将其监察发现上报机构达成书面一致。应要求申办方提交数据和安全监察计划，应确认数据安全监察计划是合适的。

（4）要素 I.8.D.。合同中应规定：研究开始前，双方应就研究结果公布和文章发表达成共识。

（5）要素 I.8.E.。合同中应规定：研究结束后，若研究结果可能影响受试者安全，申办者应及时告知研究机构，以便研究者及时告知曾经参加该项研究的受试者。既然是研究，有时在研究结束后有些影响受试者安全的发现是始料未及的，合同中应就上述情况做出规定，要求申办者及时告知机构。

二、机构审查委员会或伦理委员会

IRB/EC 由 5 条标准和 25 条要素组成，是认证工作的核心部分，现场检查即是围绕涉及人体研究的伦理审查过程和结果而开展的。

在人体研究保护项目中，对研究项目进行伦理审查和监督的职责必须明确。在许多机构中，IRB/EC 和相关的辅助部门一起来行使这些功能。IRB/EC 这部分的标准设定了研究伦理监督方面的要求。HRPP 必须有合适的机制确保伦理审查和监督功能的独立性。IRB/EC 的组织架构、运作、审查标准要符合相关的法律法规。

1. IRB/EC 的第一条认证标准　IRB/EC 的组织架构及人员组成要与其所审查项目的规模和专业领域相适应，与适用法律法规和指南的要求相一致。该标准由

5 条要素组成。

（1）要素Ⅱ.1.A.。IRB/EC 的组成满足并符合所审查项目的要求。IRB/EC
应至少有一名代表受试者观点的委员，至少有一名非科学专业背景的委员，至少
有一名具有科学或学术背景的委员，应至少有一名外单位的人员。当 IRB/EC 常
规审查有弱势人群参与的研究类型时，该 IRB/EC 应至少有一名委员具有相当资
质和专业知识或经验擅长该类项目的审查。

（2）要素Ⅱ.1.B.。IRB/EC 具有合格人员，包含合格的主任委员、合格的副
主任委员、合格的委员、合格的秘书、合格的工作人员。根据审查项目的类型和
数量，应定期评估和调整 IRB/EC 的成员组成，以便高质量地审查项目和保护受
试者。

（3）要素Ⅱ.1.C.。机构应有书面的政策和程序来保证研究项目的伦理审查
不受竞争性商业利益的干扰。当负责商业发展的个人负责 IRB/EC 的日常工作时，
竞争性商业利益会影响 IRB/EC 审查程序的正常开展或造成不良影响。机构应将
企业的商业利益和商业活动跟伦理评审工作区分开。

（4）要素Ⅱ.1.D.。有利益冲突的伦理委员或独立顾问除了应 IRB/EC 的要求
提供必要的专业知识外，在审查有利益冲突的研究项目时必须回避。IRB/EC 应
定义何为利益冲突；确定利益冲突的标准，该标准应尽可能地涵盖所有可能会影
响审查的利益冲突（包括经济利益冲突和非经济利益冲突）；确定有利益冲突者
在审议和表决时采取的措施。

（5）要素Ⅱ.1.E.。研究项目要由具有相关专业知识的专家审查。确保具有
相关专业知识的 IRB/EC 审查相关研究项目，确保审查者具有审查研究项目所需
要具备的相关专业能力和知识，审查涉及一些容易受到胁迫或被不恰当影响的受
试者的研究项目类型时，IRB/EC 应该拥有或获取相关知识或经验。

2.IRB/EC 的第二条认证标准　伦理委员会要对每项涉及人体的研究进行审
查评估，以确保对受试者的保护。该标准由 8 条要素组成。

（1）要素Ⅱ.2.A.。规定在适用的法律法规监管下，研究活动在什么情况下
可以获得豁免，什么情况下可以被适用的法律法规和 IRB/EC 同意实施；有利益
冲突的人员不能做出豁免的决定。在书面的文件中要明确规定可以获得联邦法规
豁免的情况、不能获得联邦法规豁免的情况，在做出规定时应考虑所有相关法规
所规定的豁免标准。虽然法律法规规定了豁免的标准和情况，IRB/EC 可以根据
实施单位的开展条件，列出限制或不使用豁免的类别，并做出书面说明。

（2）要素Ⅱ.2.B.。要保护豁免研究中受试者的权益，制定相应政策和程序。要评估研究豁免实施，要评估豁免研究中受试者的保护措施是否足够和恰当。

（3）要素Ⅱ.2.C.。制定相应政策和程序描述如何开展伦理审查工作。描述遵循的相关法律、法规、准则、指南，根据法律法规制定伦理审查的受理、审查标准、审查决定等伦理审查相关事宜的政策和程序，制定的相应政策和程序是开展伦理审查的依据，做到有据可依、有据必依。确保审查项目得到充足、恰当、及时的审查。

（4）要素Ⅱ.2.D.。制定相应政策和程序，规定如何开展会议审查，包含初始审查、跟踪审查、修正案审查等。

（5）要素Ⅱ.2.E.。制定相应政策和程序，规定如何开展快速审查，包含初始审查、跟踪审查、修正案审查等。

（6）要素Ⅱ.2.F.。规定报告和解决对受试者及他人造成损害的非预期问题，制定相应政策和程序。要定义对受试者及他人造成损害的非预期问题，明确报告流程和处理措施。

（7）要素Ⅱ.2.G.。规定如何中止或终止已经批准的研究，制定相应政策和程序。要明确中止和终止研究的条件，明确中止和终止研究的伦理审查，明确中止和终止研究的受试者权益的保护措施。

（8）要素Ⅱ.2.H.。规定如何管理多中心研究，制定相应政策和程序。规定各中心的职责、各中心的协调方式、各中心沟通交流的内容等，保障多中心研究中各个参与单位之间的一致性。

3.IRB/EC的第三条认证标准　IRB/EC批准一项研究有既定标准，这些标准要以适用法律法规和指南为基准。该标准由6条要素组成。

（1）要素Ⅱ.3.A.。鉴别和分析风险，制定措施将风险最小化；综合考虑个人风险、个人获益和社会获益，审查风险获益比是否相对合理。

（2）要素Ⅱ.3.B.。IRB/EC审查数据与安全监察计划，确保受试者得到充分保护。审查数据与安全监察计划是为了确保受试者的安全和数据有效。不超过最小风险的研究可以不提供数据与安全监察计划，超过最小风险的研究必须提供数据与安全监察计划。IRB/EC要审查数据与安全监察计划是否与研究的风险等级相匹配，审查数据与安全监察计划是否提供足够的措施来保护受试者。

（3）要素Ⅱ.3.C.。IRB/EC审查受试者的招募，确保招募公平和恰当。IRB/EC要审查招募内容、招募语言、招募方法、招募途径等是否合适。

（4）要素Ⅱ.3.D.。IRB/EC审查受试者的隐私保护。在书面政策和程序中要描述隐私的定义。隐私因人而异，其影响因素可能包括性别、种族、年龄、社会经济等级、教育水平、社交或语言能力、健康状况、法律地位、国籍、智力、性格以及个人与研究者的关系等。IRB/EC审查受试者的隐私保护措施是否充分和恰当。

（5）要素Ⅱ.3.E.。IRB/EC审查研究项目可识别数据的保密。审查保密的定义、保密的范围、保密措施等是否恰当。

（6）要素Ⅱ.3.F.。IRB/EC应审查知情同意过程，要求研究者如实记录知情同意过程。IRB/EC审查知情同意书，确保受试者有充足的时间考虑是否参加研究，确保受试者获得合法有效的知情同意，确保受试者被强迫或受不恰当影响的可能性降到最低。

4.IRB/EC的第四条认证标准　对于易于被强迫或受不当影响而参加研究的受试者，IRB/EC要提供额外保护。该标准由3条要素组成。

（1）要素Ⅱ.4.A.。IRB/EC应确定易受强迫或不当影响而参加研究的受试者可能面临的风险，IRB/EC应根据相关适用法律、法规、条例、指南的要求为其提供额外保护。对于不超过最小风险且涉及弱势人群的研究，如果IRB/EC经过审查认为现行保护措施是足够的，则无须采取额外保护措施。

（2）要素Ⅱ.4.B.。对不能做出知情同意或知情同意决定能力下降的潜在受试者，要提供适当的保护。审查研究项目时，IRB/EC要确定该研究是否涉及此类受试者，如果涉及此类受试者，则应确保提供额外的保护措施。

（3）要素Ⅱ.4.C.。IRB/EC应规定紧急情况下知情同意例外的情况，并根据相关适用法律、法规、条例、指南来审查紧急情况下知情同意的例外。IRB/EC应规定是否审查紧急情况下放弃知情同意的项目，及紧急情况下放弃知情同意的程序。

5.IRB/EC的第五条认证标准　IRB/EC对所有活动均有记录并妥善保存。该标准由2条要素组成。

（1）要素Ⅱ.5.A.。IRB/EC应将研究项目相关审查的一整套材料保存足够长的时间，满足法律法规、申办者和机构的要求。IRB/EC要明确研究项目审查资料的保存内容、保存时限、保存地点、保存条件等内容。

（2）要素Ⅱ.5.B.。IRB/EC应记录与研究项目有关的讨论和决定，满足法律法规、申办者和机构的要求。IRB/EC要明确记录所审查的文件、讨论的内容、审查的意见、审查的决定、投票等情况。

三、研究者及其团队

此部分由2条标准和11条要素组成，是受试者保护的具体实践者和根本保障。

研究者及其团队开展研究的环境和开展的研究类型影响他们的角色和职责。能胜任的、见多识广的、尽职尽责的、富于同情心的研究者及其团队会最大可能地保护受试者。这部分标准对参与人体研究的研究者及其团队提出了要求。作为HRPP的组成部分，如果一个机构注重其研究者及其团队能力的提高，那么该机构的受试者保护就能得到提高。

1.研究者及其团队的第一条认证标准　研究者及其团队除了遵循适用法律法规外，还应遵循与其学科相适应的伦理原则和标准。在设计和实施研究中，保护受试者权益和权利是研究者及其团队要考虑的首要问题。该标准由7条要素组成。

（1）要素Ⅲ.1.A.。研究者及其团队要熟知其所开展的研究中，哪项研究在HRPP监管之下。研究者及其团队掌握人体研究相关的法律、法规、准则和指南，准确理解涉及人体研究的定义，确定开展的研究中哪些是涉及人体的研究；研究者及其团队要了解与HRPP沟通的途径和联系人员，以便获得或者提出建议。

（2）要素Ⅲ.1.B.。研究者及其团队能够识别、揭露经济利益冲突，与机构一起管理、减轻或消除经济利益冲突。研究者及其团队要掌握机构制定的与利益冲突相关的文件并遵守，掌握需要披露的经济利益冲突，掌握如何披露、怎样披露、向谁披露等内容，掌握经济利益冲突对受试者保护的负面影响。发挥主观能动性，与机构一起管理经济利益冲突，减轻或消除会对受试者保护产生不良影响的经济利益冲突。

（3）要素Ⅲ.1.C.。研究者要遵循专业标准优化研究方案的设计，以便最小化受试者可能遇到的风险。在设计研究方案时应遵循本专业的标准指南和伦理原则，在实施前应评估其科学性和伦理性，要掌握风险最小化的含义，描述风险最小化的措施及其合理性。充分认识数据安全监察的复杂性，对超过最小风险的研究可以委托第三方监察。

（4）要素Ⅲ.1.D.。研究者要确保在研究项目实施之前已具备保护受试者的必要资源。包含合格的研究团队、充足的设备设施、合适的场所、充足的时间、充足的受试者来源等。条件不成熟时不能匆忙开始研究。如果研究过程中保护受试者的必要资源短缺，则要暂停或终止研究。

（5）要素Ⅲ.1.E.。研究者及其团队要以公平、公正、合理的方式招募受试者，避免受试者受到胁迫或不当影响。

（6）要素Ⅲ.1.F.。研究者应采用与研究类型和研究人群相匹配的方式进行知情同意并记录知情同意的过程。在获取受试者及其法定代理人的知情同意书时，应让其在充分理解和完全自愿的基础上签署书面知情同意书，并记录知情同意的过程，如实施知情同意者、知情同意的时间、知情同意的内容、受试者的理解能力等。

（7）要素Ⅲ.1.G.。建立与受试者沟通交流的途径，以便受试者表达其担忧、投诉，以便为受试者提供获取研究信息的方法。研究者及其团队要及时处理来自受试者的担忧和投诉，及时解答受试者想获取的研究信息。明确告知受试者沟通方式、联系人员及其联系方式等信息，通常可将这些信息写在知情同意书中。

2. 研究者及其团队的第二条认证标准　研究者及其团队在开展人体研究时应遵循所有保护受试者的法律、法规、规程以及伦理委员会的决议。该标准由 4 条要素组成。

（1）要素Ⅲ.2.A.。研究者及其团队通过自身的经历和培训所获得的知识满足开展临床研究的需要，这些知识涵盖了法律、法规、专业知识、机构 HRPP 政策和程序。

（2）要素Ⅲ.2.B.。研究者对其团队人员进行适当的授权并监管，对开展的每项研究进行监管。研究者是研究项目的第一责任人，要确保团队人员的资质合格，对团队成员进行合理的授权。

（3）要素Ⅲ.2.C.。研究者及其团队要遵守法律法规、研究方案，以及机构 HRPP、IRB/EC 的要求。

（4）要素Ⅲ.2.D.。研究者及其团队要遵循法律法规、机构政策和程序以及 IRB/EC 要求，按照规定上报相关事件。掌握机构政策和程序中要求上报的事件，如可能给受试者或他人带来伤害的非预期事件、方案违背 / 不依从、研究项目的中止 / 终止、受试者抱怨等。如果不能判断哪些是"可能给受试者或他人带来伤害的非预期事件"和是否方案违背等，则将该类事件报告 IRB/EC，让 IRB/EC 来判断和审查。

申请认证的机构在撰写、完善制度和标准操作规程时，除了以认证标准为标准外，更应遵循中国的适用法律法规；两者有冲突或不一致时，应以中国相关规定为依据，这是 AAHRPP 的灵活性体现之一。AAHRPP 理念为一切为了保护，并非尽善尽美，所以我们无须为了满足 AAHRPP 要求而制定出缺乏可操作性的制度或标准操作规程。

第四节　AAHRPP 认证程序

一、AAHRPP 认证程序

1. 自我评估，提交第一步申请　对于一个科研机构来说，认证程序的第一步是进行彻底的自我评估。自我评估过程是指机构对照认证标准，梳理现有的制度和标准操作规程，审视现有的受试者保护工作，找出差异，弥补不足。通过自我评估可以使本机构认清自己的弱点或不足，从而进行改正。

伴随着整改的自我评估过程才是有效的。有效整改后就可以提交认证申请，第一步需要提交的材料为认证申请表（A 部分）、机构 HRPP 综述（B 部分）、支持材料的索引（C 部分，按照认证标准逐条排列）、支持材料的全文（D 部分，即机构 HRPP 制度和标准操作规程）和伦理委员会成员名单（E 部分，包括姓名、学术背景、与机构的隶属关系等）。

在提交了第一步申请之后，AAHRPP 会安排一个认证助理来评估第一步提交材料是否符合 AAHRPP 认证标准，并将在 30 个工作日内将审核意见传达给机构，机构应尽快依此在 1 年内（适用于初次认证）或 30 个工作日内（适用于复核认证）修改完善 HRPP 制度和标准操作规程，以满足 AAHRPP 认证标准。

2. 持续评估，提交第二步认证材料　一旦 AAHRPP 认证助理认为第一步递交材料已满足要求，机构在 10 个工作日内提交第二步申请材料。在认证申请中第二步需要提交的材料为认证申请表（A 部分）、机构 HRPP 综述（B 部分）、支持材料的索引（C 部分）、修改后的支持材料（D 部分）、伦理委员会成员名单（E 部分）、会议记录和其他信函（F 部分）、在研项目清单（G 部分）和关键性人员名单（H 部分，关键性人员名单中一般包含机构负责人、利益冲突委员会主席或者负责处理利益冲突的人员、科学审查委员会主席或代表、技术转化和专利的负责人、合同谈判负责人、实施 HRPP 稽查的人员、监督 HRPP 质量改进的人员、伦理委员会的主席和副主席、伦理委员会的法律顾问、伦理会议记录人员、受试者教育的负责人等）。

一旦提交了第二步申请，在现场视察前不允许再修改认证申请材料。现场视察者将对申请提交的材料进行评审，而不会考虑在提交申请材料与现场视察期间所做的任何修改。

3. 现场视察　一般在第二步提交之后约 60 个工作日内会安排现场视察。由 AAHRPP 选出的一个或多个现场视察者组成的小组对机构进行评估。现场视察小组组长由 AAHRPP 认证委员会成员或经验丰富的现场视察者担任。现场视察是获得 AAHRPP 认证的必要步骤。

机构的申请资料和现场评估结果构成项目评估和现场视察报告的基础。

AAHRPP 在完成现场视察的 20 个工作日内会向该机构出具报告草案（也叫"现场视察报告草案"）。在收到报告的 20 个工作日内，申请机构可以向 AAHRPP 做出书面反馈，确认出现的任何错误并对自现场视察以来所采取的整改措施加以说明。AAHRPP 随后对机构做出的反馈进行审查，并对其反馈做出书面评价。

人类研究保护项目认证协会必须掌握足够的信息来充分评估申请机构的项目。通常，这需要现场视察者进入所有场所，了解所有相关记录、政策、程序、会议记录、审计、样本协议、知情同意书和其他资料。为了对认证机构的资料保密，现场视察者在视察之前必须与人类研究保护项目认证协会签订保密协议。人类研究保护项目认证协会对没能彻底评估的机构不予认证。

二、申请认证需要提交的材料

1. A 部分　申请表。

根据机构的 AAHRPP 认证申请的进展，勾选第一步申请表还是第二步申请表。填写好申请表，确保在申请表上盖申请机构的章，确保申请联系人签字，确保申请表中填写的机构名称是机构法定名称。

申请表中包含的信息，有助于 AAHRPP 人员了解该机构的申请情况，有助于现场视察的开展，故请正确、完整、准确地填写申请表。

2.B 部分　人类研究保护项目概述，最长 7 页。包括以下部分。

对申请认证的机构、申请认证的目的及人类研究保护项目与机构使命的关系进行简单描述。

提供机构的组织架构图。

提供人体研究保护项目的组织架构图。

说明人体研究保护项目的负责人。

列出机构包含的行政单位（如学校、中心、分局、分支）。

如果人体研究保护属分散责任制，那么描述所有的责任实体及他们与机构负责人的关系，可参照机构组织架构图。如果研究在多地方开展，则需列出各个地方的名称，并注明每个地方开展研究的最大百分比。

列出构成人体研究保护项目的其他单位，并注明在这些机构中是否开展在研项目。

列出开展人体研究保护项目而依赖的其他机构，如利益冲突审查管理机构、IRB 审查机构。

如果机构遵守 ICH-GCP（E6），说明是遵守其全部条款还是遵守部分条款，ICH-GCP（E6）是应用于机构所开展的所有研究还是部分类型的研究，如国际临床试验。

如果需要，可以描述有助于 AAHRPP 人员和现场视察人员审查 AAHRPP 申请的其他相关研究背景。

3. C 部分　针对证明性文件的要素索引。

C 部分是针对 D 部分证明性文件的要素索引，可以使 AAHRPP 人员和现场视察人员查找证明机构符合每个 AAHRPP 要素的资料。在自我评估时可通过不断添加来创建 C 部分。

使现场视察者熟悉情况的补充叙述可以添加到 C 部分，但不是必需的。

AAHRPP 网站提供了一个制作 C 部分的模板，申请认证的机构可以参考（针对证明性文件的要素索引）。

4.D 部分　证明性文件。

AAHRPP 人员和现场视察人员主要用 D 部分中包含的信息和现场视察的情况对机构进行评估。D 部分应包括每份证明性文件的一个副本，每份证明文件应有唯一的编号。如果一个文件可以同时满足几个要素，则在 D 部分中只需包含该文件的一份副本。

5.E 部分　IRB 花名册。

在一个单独的 Microsoft Excel 表中列出所有的 IRB 人员，该表中的每个成员要包含以下信息。

（1）IRB 成员姓名。

（2）所获学位。

（3）身份（即科学家或非科学家）。

（4）依据成员已有的知识或经验，该成员擅长审查的人群（如儿童、孕妇、囚犯、经济地位低的人、受教育程度低的人、认知能力受损的成人或印第安人）。

（5）介绍成员经验（介绍每位成员所有的相关经验 / 经历和对 IRB 审查做出的主要贡献，如职业、研究或弱势人群研究经验 / 经历、IRB 审查经验 / 经历，取得的证书和许可证，或其他有关信息）。

（6）IRB 成员与该机构的关系（如在职员工或历任员工、顾问、董事、志愿者、实习生或学生）。如果该机构有多个组成部分，则需包括成员与机构的关系，也包括与机构组成部分的关系。

（7）隶属关系。指出 IRB 成员或成员的任何近亲家属是否隶属于该机构。

（8）在 IRB 担任的职务（如主席或副主席）。

（9）成员身份（如委员、候补委员等）。

（10）候补委员身份（如列出候补委员可以替代的委员或可以替代的委员类别）。

你可以使用 AAHRPP 网站上的 IRB 花名册模板来创建 IRB 花名册。

6.F 部分　会议记录和其他的通信记录。

F 部分是一个单独的 PDF 文件，应包含以下信息。

（1）IRB 最新的会议记录。

（2）官方的通信记录。

（3）去年开展的内部稽查的总结。

7.G 部分　在研项目清单列表，列表中要包含研究者姓名。

G 部分是在研项目清单，是一个单独的 Microsoft Excel 表，应包含以下信息。

（1）标题。

（2）项目的 IRB 编码。

（3）IRB 名称或者 IRB 编码（编码适用于有多个 IRB 的情况）。

（4）研究者姓名（或研究者编码）。

（5）初次批准日期。

（6）申办方或资助方名称。

（7）初始审查类型（如会议审查、快速审查或免除审查）。

（8）说明在研项目是生物医学研究还是非生物医学研究。

G 部分要包括所有通过会议审查或快速审查的在研项目，还要包括过去 12 个月中的所有免除审查项目。

8.H 部分　重要（关键）性人员。

AAHRPP 网站提供了一个 Microsoft Excel 表，以便帮助理解申请认证的机构中，人体研究保护项目涉及的重要（关键）性人员。

（1）机构负责人。

（2）伦理委员会的法律顾问。

（3）合同负责人。

（4）利益冲突管理委员会主席 / 负责人。

（5）机构利益冲突管理人员。

（6）技术转化和专利负责人。

（7）研究用药管理人员代表。

（8）放射安全委员会主席或代表。

（9）生物安全委员会主席或代表。

（10）HRPP 监管人员。

（11）批准项目的监查人员。

（12）HRPP 持续改进监督人员。

（13）研究合规性管理办公室主任。

（14）HRPP 培训负责人。

（15）学术审查委员会主席 / 代表。

（16）伦理委员会主任委员。

（17）伦理委员会副主任委员。

（18）伦理委员会主管/管理者(适用于商业化的 IRB，目前中国大陆不适用)。

（19）伦理委员会工作人员。

（20）会议记录者。

（21）受试者教育项目负责人。

（22）GCP 办公室主任或代表。

（23）学生研究项目负责人。

（24）其他。

第五节　AAHRPP 认证结果

AAHRPP 认证结果内容如下。

一、初次认证结果类别

继现场视察之后，认证委员会将基于第二步提交的申请材料、现场视察报告草案、机构反馈情况以及现场视察小组对反馈做出的评价对机构做出认证决定，对于初次认证，有以下 4 类认证结果。

1. 充分认证　代表机构符合 AAHRPP 所有认证标准。

2. 合格认证　被归入这个类别的机构几乎符合 AAHRPP 所有认证标准，需要纠正的问题较少，而且本质上都是行政问题。

3. 认证待批　认证委员会在决定授予充分认证或合格认证或不予认证之前，会将该机构归入认证待批类别。当该机构不符合充分认证或合格认证标准，但认证委员会认为其能够并愿意在合理时间内采取整改措施以满足认证标准时，可能会将该机构归入认证待批类别。被认证委员会归入认证待批类别的机构必须在认证委员会规定时间内，提交一份改进计划。基于机构的改进计划，认证委员会可以延长做出认证决定的期限，通常是 7 个月（2 次审查委员会会议周期）。基于机构的进展报告和进一步承诺，认证委员会可以进一步延长做出认证决定的期限。根据机构的整改情况，认证委员会在给出最后的认证结果之前，将决定是否需要进行限制性的现场访视或采取其他措施。

4. 不予认证　被归入这个类别的机构不符合多数认证标准，认证委员会认为，该机构在合理时间期限内不会采取整改措施或者不能达到充分认证或合格认证的标准。当不予认证的情况出现时，该机构应慎重决定是否重新申请认证；只有当该机构采取整改措施并具备认证条件时，重新认证申请才予以受理。

二、复核认证结果类别

在 AAHRPP 认证期限到期之前，被认证的机构要申请复核认证。

就像初次申请认证一样，继现场视察后，认证委员会将基于第二步提交的申请材料、现场视察报告草案、机构反馈情况以及现场视察小组对反馈做出的评价对机构做出认证决定，将复核认证的机构归入以下四类认证结果之一。

1. 充分认证　被归入这个认证结果类别的机构仍然继续符合 AAHRPP 所有认证标准。

2. 留待察看　当一个机构不符合 AAHRPP 充分认证标准并不能在合理期限内（通常为 3 个月）做出整改时；或该机构在整改计划或进展报告采取的措施不符合认证委员会的要求，那么该机构将被归入察看类别；被归入察看类别的机构必须在认证委员会会议后的 3 个月内提交一份改进计划。基于机构的改进计划，认证委员会将决定做出认证决定的期限，通常是 7 个月（2 次审查委员会会议周期）。基于机构的进展报告和进一步承诺，认证委员会可以进一步延长做出认证决定的期限。基于机构的进展报告和进一步承诺，该委员会可能做出充分认证、留待察看或撤销认证的决定。根据机构的整改情况，认证委员会在给出最后的认证结果之前，将决定是否需要进行限制性现场视察或采取其他措施。

3. 撤销认证　当一个机构不符合 AAHRPP 充分认证标准，并且在认证委员会看来该机构已经无力或无意采取有效整改措施时，认证委员会将撤消该机构的认证。认证可以随时撤消，无须再次视察。一般来说，在这个认证类别的机构最初被归入留待察看范畴，没有在改进计划规定的期限内采取措施。

4. 再认证待批　认证委员会在决定授予充分认证、留待察看或撤销认证之前，会将该机构归入再认证待批范畴。当该机构不符合充分认证标准，但在认证委员会看来该机构能够并愿意在合理期限内（通常为 3 个月）采取满足认证标准的整改措施，会将该机构归入再认证待批范畴。认证委员会根据整改措施决定是否授予充分认证（当一个机构不符合充分认证标准但是能在合理期限内做出整改时），还是将该机构归入留待察看范畴（当一个机构不符合充分认证标准并不能在合理期限内做出整改时）。归入留待察看范畴后，如果没有在改进计划规定的期限内采取措施，则将归入撤销认证范畴。

AAHRPP 授予的充分认证或合格认证的有效期限是 3 年，自授予之日起计算。机构在取得充分认证或合格认证后 3 年内需要进行第一次复核申请并在第一次认证有效期内再次获得合格证明，之后将每 5 年复核申请一次。复核的程序与初次认证相同。

三、认证结果的公布

AAHRPP 公布了机构的名称、初次获得认证的日期、机构类别、指定联系人的姓名和邮箱地址、认证范畴。另外，AAHRPP 鼓励被认证的机构公布其在 AAHRPP 的认证情况。

AAHRPP 不会泄露关于申请机构在寻求认证期间的有关信息或已经被归入认证待批或不予认证范畴的信息。

AAHRPP 不会泄露关于申请机构在更新认证期间的有关信息或已经被归入再认证待批范畴的有关信息。一个被归入再认证待批范畴的机构会继续保留在公布的认证机构名单上。一旦委员会做出最后认证决定，获得再次认证的机构会继续保留在公布的名单上；如果该机构被归入留待察看或撤销认证范畴，那么将被从名单上删除。

从公布的认证机构名单上看，AAHRPP 删掉了被归入留待察看或已经被撤销认证的机构。

四、认证证书

AAHRPP 向每个获得充分认证或合格认证的机构发放认证证书。如果某机构的认证资格被撤销，必须不再出示认证证书或将认证证书归还给 AAHRPP。被归入认证待批的机构无权领取认证证书。

出示或使用任何过期的、吊销的、损毁的或欺诈性的 AAHRPP 证书，或可能欺骗或误导未来受试者、赞助人或其他人的摹本均被视为严重冒犯，这些可能损害公众对研究和研究保护体系的信心。AAHRPP 可以根据任何此类欺骗事实采取适当的法律行动。

参考文献

[1] 田冬霞, 张金钟. 美国机构伦理审查委员会认证体系的启示 [J]. 中国医学伦理学,2006,19:15-19.

[2] 盛艾娟, 王美霞. 美国人体研究保护项目认证协会简介 [J]. 中国临床药理学杂志,2015,31(12):1209-1212.

[3] 杨晓娟, 伍晓晓, 刘美佑, 等. 人体研究保护体系的建立与 AAHRPP 认证体会 [J]. 医学与哲学，2016,37(8A):36-40.

[4] Accreditation of Human Research Protection Programs. Our Mission,Vision,and Values[EB/OL]. http://aahrpp.org/learn/about-aahrpp/our-mission.

[5] AAHRPP Accreditation Standards Issued[EB/OL].http://aahrpp.org/apply/web-document-library/aahrpp-issues-final-revised-accreditation-standards.

[6] AAHRPP Proposes Changes to Standards,Conflict-of-Interest Provisions[J]. Medical Research Law & Policy,2009,8(11):383-416.

[7] Accredited Organizations[EB/OL].http://www.aahrpp.org/learn/find-an-accredited-organization, 2017-02-10.

[8] AAHRPP Accredits Four More Research Organizations, Including First in Africa, South America[EB/OL].https://admin.share.aahrpp.org/Website%20Documents/2nd%20Q%20%20 2016%20accreditation%20release%20final.pdf.

[9] Pharmaceutical Giant Is Among Latest to Earn AAHRPP Accreditation[EB/OL].http://aahrpp.org/apply/web-document-library/pharmaceutical-giant-is-among-latest-to-earn-aahrpp-accreditation.

[10] AAHRPP accredits 15 research organizations,bringing total to 107[EB/OL].http://aahrpp.org/apply/web-document-library/aahrpp-accredits-15-research-organizations-bringing-total-to-107.

[11] AAHRPP has accredited 223[EB/OL].http://aahrpp.org/apply/web-document-library/aahrpp-has-accredited-223.

[12] AAHRPP Passes 200 Accreditations[EB/OL].http://aahrpp.org/apply/web-document-library/aahrpp-passes-200-accreditations.

[13] Two More Earn AAHRPP Accreditation[EB/OL].http://aahrpp.org/apply/web-document-library/two-more-earn-aahrpp-accreditation.

[14] AAHRPP Achieves a New Milestone[EB/OL].http://aahrpp.org/apply/web-document-library/aahrpp-achieves-a-new-milestone.

[15] AAHRPP Accreditation Standards[EB/OL].(2009-10-1).https://admin.share.aahrpp.org/Website%20Documents/AAHRPP_Accreditation_Standards.PDF.

[16] Accreditation of Human Research Protection Programs.Considering Accreditation[EB/OL].http://www.aahrpp.org/learn/considering-accreditation, 2015-01-08.

[17] Accreditation of Human Research Protection Programs.AAHRPP Accreditation Procedures[EB/OL].https://admin.share.aahrpp.org/Website%20Documents/AAHRPP%20Accreditation%20Procedures%20(12%2031%202014).pdf, 2015-01-08.

[18] Instructions to Apply for Initial Accreditation and Reaccreditation[EB/OL].https://admin.share.aahrpp.org/Website%20Documents/Instructions_%20to_%20Apply_%20for_%20Initial_%20Accreditation_%20Reaccreditation%20%2812%2031%202014%29.pdf.

附　录

附录一 伦理委员会标准操作规程的制定

一、目的

指导伦理委员会制定和修订标准操作规程（SOP），包括 SOP 起草、审核、批准、生效和复审等操作，以明确伦理委员会人员在 SOP 制定和修订中的职责。

二、适用范围

本 SOP 适用于伦理委员会起草、审核、批准、发布和修订所有 SOP 的工作。

三、职责

1. 伦理委员会办公室

（1）组织 SOP 制定工作组，指定工作组组长。

（2）协调 SOP 的撰写、审核、发布和修订等工作。

（3）批准 SOP。

（4）SOP 文件存档。保存修订前后各个版本 SOP。

（5）培训与执行 SOP。

（6）分发新版 SOP 文件，同时收回旧版的 SOP 文件。

（7）组织 SOP 复审与修订工作。

2. SOP 制定工作组

（1）列出 SOP 清单，规定格式和编码。

（2）起草/修订 SOP。

3. 伦理委员会委员

（1）审核修订后的 SOP。

（2）参加 SOP 培训，熟悉并严格遵循 SOP。

4. 主任委员

（1）审核批准 SOP 修订申请。

（2）审核批准新 SOP。

四、流程图

序号	工作环节或操作	责任者
1	组织 SOP 制定工作组	伦理委员会办公室
	↓	
2	列出制定/修订 SOP 清单	SOP 制定工作组
	↓	
3	规定格式和编码系统	SOP 制定工作组
	↓	
4	撰写新 SOP/修订 SOP	SOP 制定工作组
	↓	
5	审核、批准新 SOP	伦理委员、主任委员
	↓	
6	生效、实施并存档 SOP	伦理委员会办公室
	↓	
7	废止 SOP 的处理和归档	伦理委员会办公室
	↓	
8	SOP 的复审和修订	秘书

五、流程的操作细则

1. 组织 SOP 制定工作组　伦理委员会办公室组织合适的人员组成 SOP 制定工作组；工作组成员应熟悉伦理委员会工作程序，并充分了解临床研究主要伦理问题的审查指南。

2.列出制定 / 修订 SOP 清单

（1）列出需要制定 / 修订的 SOP 清单。

（2）仔细记录伦理委员会操作过程的所有步骤。

（3）组织、分解和命名每个步骤，形成 SOP。

（4）制定 SOP 列表及其编码。

3.规定格式和编码系统

（1）格式。

1）版面：A4 页面，上下边距 2.54cm，左右边距 3.17cm，标题四号宋体加粗，正文小标题五号宋体加粗，内容五号宋体，数据与英文字母字体为 Times New Roman。

2）封面页：制定操作规程文件的部门，文件编号，批准实施日期，起草或修订者，审核者，批准者，版本号，版本批准实施日期，复审周期；操作规程项目的名称（中英文）。

3）页眉和页脚：页眉无特殊内容，页脚为当前页码。

4）正文：一般包括目的、范围、职责、流程图、详细说明、术语表、参考文献、附件；每段标题中文宋体加粗，英文字体选择 Times New Roman；单倍行距，每段之间空行。

5）文字简明准确，条理清楚，便于操作。

（2）编码系统。

1）每个 SOP 都应有文件名（标题）和文件编号，作为该文件的唯一识别码，并易于理解。

2）SOP 文件编号规则：以 IRB SOP/XX.ZZ/YY.W 格式命名的唯一编码。XX 是特指 SOP 类别的 2 位数字顺序号；ZZ 是特指该 SOP 在本类别中的 2 位数字顺序号；YY 是识别 SOP 版本的 2 位数字顺序（版本）号，版本号应从 01 开始；W 是特指该 SOP 较小修改的版本的 1 位数字顺序号，W 应从 0 开始。例如，IRB SOP/01.01/01.1，是 01 类别 SOP 第 1 个文件第 1 版的较小修改。

3）SOP 附件编号规则：以 AF/BB-XX.ZZ/YY.W 格式命名的唯一编码。AF 是附件表格（Annex Form）的缩写；BB 是附件编号的 2 位数字顺序号。例如，AF/01-01.01/01.1，是 SOP/01.01/01.1 的附件 1。

4.撰写新 SOP/ 修订 SOP

（1）将需要制定或修订的 SOP 分工。

（2）SOP 制定工作组指定成员撰写所分工部分的 SOP 草案。

（3）伦理委员会办公室工作人员和 SOP 制定工作组对 SOP 草案进行讨论、修改、定稿。

（4）新版 SOP 文件记录在"伦理委员会文件沿革表"内。

5. 审核批准新 SOP 定稿 SOP 呈送伦理委员审核，并呈送主任委员进行审核和批准。

6. 生效、实施并存档 SOP

（1）SOP 批准后即生效执行。

（2）网络发布 / 更新先行版本 SOP。

（3）伦理委员会办公室将批准的 SOP 分发给委员和相关工作人员。

（4）分发新版本时，收回并废止旧版本。

（5）伦理委员会办公室组织对新版 SOP 的学习。

（6）SOP 纸质版文件作为 SOP 主文件，与配套的 SOP 电子版文件保存在伦理委员会办公室。

7. 废止 SOP 的处理和归档

（1）收回旧版的 SOP，注明"废止"字样。

（2）保存完整的 1 套"废止"SOP 在历史文件库，其余的销毁。

8. SOP 的复审和修订

（1）委员、秘书或工作人员如果发现两个 SOP 存在冲突，或对某项操作规程提出改进建议，向伦理委员会办公室提出修订申请。

（2）伦理委员会办公室提请主任委员审核 SOP 修订申请。

（3）主任委员同意 SOP 修订申请，就由 SOP（指南）制定工作组负责修订；如果不同意修订申请，由伦理委员会办公室告知申请者。

（4）伦理委员会办公室每隔 3 年要对 SOP 进行回顾性审查，检查是否有需要修订的操作规程，并在 SOP 主文件中记录审查的日期。

9. 培训

（1）组织委员和工作人员参加先行版本 SOP 的培训。

（2）组织 SOP 执行情况的检查，保证伦理委员会委员和相关工作人员的工作遵照最新版本的 SOP。

六、术语表

1. 标准操作规程（standard operating procedure，SOP）　按规定格式所制定的详细书面规程，说明某一组织开展的所有工作环节或操作，以保证执行某项工作或操作的一致性。SOP 及其附录的清单和表格是为了简化操作的程序和文件，同时保持临床研究质量的高标准。

2. SOP 制定工作组（SOP team）　从机构伦理委员会委员和工作人员中挑选出来组成的小组，负责本机构 SOP 的建立、筹备、审查和定期修订。

3. SOP 主文件（master SOP files）　由办公室保存的一整套伦理委员会 SOP 纸质版文件，有主任委员批准的签名文件，供所有工作人员、伦理委员会委员、稽查员和政府视察员查阅。

4. SOP 历史文件库（SOP historical files）　以前版本的整套 SOP，包括目录、所有修改的相关信息。

七、参考文献

卫生部：涉及人的生物医学研究伦理审查办法（试行），2007 年。

CFDA（国家食品药品监督管理总局）：药物临床试验质量管理规范（GCP），2003 年。

CFDA（国家食品药品监督管理总局）：药物临床试验伦理审查工作指导原则，2010 年。

卫生部：医疗技术临床应用管理办法，2009 年。

北京市卫生和计划生育委员会、北京市中医管理局：北京市人体研究管理暂行办法，2014 年。

ICH（人用药物注册技术要求国际协调会议）：临床试验管理规范，1996 年。

WHO（世界卫生组织）：生物医学研究审查伦理委员会操作指南，2000 年。

世界医学大会：赫尔辛基宣言，2013 年。

八、附件

附件 1（AF/01-01.01/05.0）：标准操作规程模板。

附件 2（AF/02-01.01/05.0）：标准操作规程分发签名表。

附件 3（AF/03-01.01/05.0）：伦理委员会文件修订申请表。

附件 1   标准操作规程模板

一、页眉与页脚

页眉无附加内容。页脚为当前页。

二、SOP 信息框

XXX 医学伦理委员会文件		文件编号	IRB SOP/XX.ZZ/YY.W
修订者	XXX	版本号	YY.W
审核者	伦理委员会委员	批准实施日期	201XYYZZ
批准者	XXX	复审周期	3 年
文件名称			

三、标题

中文标题：宋体加粗四号。
英文标题：Times New Roman 四号。

四、正文

1.目的　对操作规程的目的进行概述。
2.适用范围　描述 SOP 所适用的活动范围。
3.职责　SOP 相关活动实施者的职责。
4.流程图　简述操作步骤，明确各项活动（工作环节或操作）的责任人。
格式如下。

序号	工作环节或操作	责任人
1		
	↓	
2		
	↓	
3		

5. 流程的操作细则　对各操作步骤用简洁的短语或句子逐条描述。将长句拆分为短句。

6. 术语表　解释正文中的词句。

格式：术语用中英文表述，如标准操作规程（standard operating procedure, SOP）。

7. 参考文献　列出 SOP 中给出的信息来源。

8. 附件　用文件来进一步解释或阐明复杂的表述。"举例说明"常被推荐用来避免文字表述难于理解的情况。

格式：附件顺序编号（文件编号），附件名称。

附件 2 标准操作规程分发签名表

XXX 伦理委员会

IRB of XXX

标准操作规程分发签名表

Log of SOP Recipients

各位委员：请认真阅读 SOP 并妥善保管；版本更新或委员离任时将收回。

序号	收件人	SOP 版本	旧版本收回 *	签名	日期

*：按要求收回打√；未能收回的旧版本请注明；无旧版本的新委员打 /。

附件 3 伦理委员会文件修订申请表

XXX 伦理委员会

IRB of XXX

伦理委员会文件修订申请表

Request for Revision of a Document

当发现伦理委员会文件存在问题或缺陷时请填写此表，并与伦理委员会文件一起保存。

文件名称			
版本号		版本日期	
详细说明文件中存在的问题与缺陷：			
申请者：		日期：	
秘书签名：		日期：	
主任委员签名：		日期：	

伦理委员会文件修订审核记录

Log for Review of a Document Revision

修订者：	校对、审核者：
新版本版本号：	定稿日期（版本日期）：
伦理委员会文件修订批准日期：	伦理委员会文件生效日期：
主任委员签名：	日期：

附录二 伦理审查常用表格

XXX 医院医学伦理委员会

IRB of XXX Hospital

初始审查工作表

Initial Review Assessment Form

伦理审查编号	
项目全称（编号）	
申办者 /CRO	
研究者 / 所在科室	
审查方式	□快速审查　　□会议审查

审查要点：

一、开展研究科室基本情况

1	主要参与研究人员符合资格	□是 □否 评论：
2	研究队伍专业背景是否有利于临床研究	□是 □否 评论：
3	开展研究科室设备、设施、工作基础及技术条件是否合格	□是 □否 评论：

二、研究的依据与设计

1	SFDA 批件是否在有效期（药物）	□是　□否　□不适用
2	与本试验相关的器械或药品证明，以保证相关的其他部分专业资格合格	□有 □无 □不适用 评论：

3	研究目的、意义	□明确 □不明确 评论：
4	方法学	□合理 □不合理 评论：
5	背景资料	□充足 □不充足 评论：
6	入选标准	□恰当 □不恰当 评论：
7	排除标准	□恰当 □不恰当 评论：
8	中途退出标准	□适当 □不适当 评论：
9	剔除标准	□适当 □不适当 评论：
10	受试者退出形成的数据脱落处理	□适当 □不适当 评论：
11	足够的样本数	□是 □否 评论：
12	对照组（安慰剂或其他）	□有 □无 评论：
13	安慰剂或空白对照是基于：	
	（1）当前不存在被证明有效的干预措施	□是 □否 □不适用 评论：
	（2）出于令人信服的以及科学合理的方法学上的理由，使用安慰剂是确定一种干预措施的有效性或安全性所必需的，而且使用安慰剂或不予治疗不会使患者遭受任何严重的风险或不可逆的伤害	□是 □否 □不适用 评论：

三、研究是否具有科学和社会价值

1	研究预期能获得可推广的知识	□是 □否
2	将改进现有的预防、诊断和治疗干预措施（治疗方法、操作程序）	□是 □否
3	将提供更多的预防、诊断和治疗干预措施的选择，满足社会不同的需求	□是 □否

四、受试者选择和风险受益

1	受试者选择的公平性和代表性	□是 □否 评论：
2	风险的等级	□最小风险 □大于最小风险

3	受试者的受益	□有直接受益的前景 □无直接受益的前景
4	控制及预防研究风险的措施	□有 □无 评论：
5	不良事件和严重不良事件处理预案	□恰当 □不恰当 评论：
6	受试者补偿承担者（随访交通费等）	□明确 □不明确 评论：
7	试验中发生不良事件的承担者	□明确 □不明确 评论：

五、弱势群体保护

1	针对该弱势群体特有的疾病/健康问题	□有 □无 □不适用 评论：
2	对该弱势群体的试验风险受益比是否合理	□是 □否 □不适用 评论：
3	知情同意书是否需要由受试者本人以外的监护人签署	□是 □否 □不适用 评论：

六、数据和安全监察计划

1	数据保密和安全监察计划	□有 □无 评论：

七、受试者招募方式

1	受试者的目标疾病人群	□有 □无 □不适用 评论：
2	招募受试者的环境避免侵犯/泄露受试者的隐私	□是 □否 评论：
3	招募材料避免夸大研究的潜在受益、低估研究的预期风险	□是 □否 评论：
4	招募者的身份不会对受试者造成不正当的影响	□是 □否 评论：

八、知情同意书告知内容

1	试验目的、步骤，试验性干预措施，包括所有创伤性操作	□有 □无 □不全面 评论：
2	受试者人数、试验持续时间	□有 □无 □不全面 评论：
3	随机分到各组的可能性	□有 □无 □不全面 评论：

初始审查工作表　　　　　　　　　　　　　　　　　　　　　　　　文件编号：XXX

4	试验过程描述，如创伤性操作程序及部位，给药途径、剂量、疗程、合并治疗规定等	□有 □无 □不全面 评论：
5	预期风险或不便（必要时，包括对胚胎、胎儿或哺乳婴儿）	□有 □无 □不全面 评论：
6	合理预期的受益。如果对受试者没有预期受益，应加以告知	□有 □无 □不全面 评论：
7	其他可选择的治疗，及其重要的受益和风险	□有 □无 □不全面 评论：
8	参加试验的纳入排除条件	□有 □无 □不全面 评论：
9	参加试验是否获得报酬	□是 □否 □不适用 评论：
10	参加试验是否需要承担费用	□是 □否 □不适用 评论：
11	试验中发生不良事件，受试者可能获得的治疗和补偿的承担者	□明确 □不明确 □不全面 评论：
12	受试者参加试验的补偿承担者（随访交通费等）	□明确 □不明确 □不全面 评论：
13	受试者自愿参加试验，可以拒绝参加或在任何时候退出试验，无须任何理由	□明确 □不明确 □不全面 评论：
14	试验记录的保密管理，必要时，可以查阅试验资料的人员范围	□有 □无 □不全面 评论：
15	查阅受试者原始医疗记录的人员范围与相应的规定	□有 □无 □不全面 评论：
16	受试者个人信息保密和安全的措施	□有 □无 □不全面 评论：
17	有关试验咨询／投诉等的联系人及联系方式	□有 □无 □不全面 评论：
18	受试者责任	□有 □无 □不全面 评论：
19	受试者参加试验可能被终止的情况和（或）原因	□有 □无 □不全面 评论：
20	对不能表达自己意愿的受试者，获取知情同意或授权同意的说明	□有 □无 □不全面 评论：
21	需要进一步了解有关试验信息和受试者的权益时的联系人，以及发生试验相关的伤害时的联系人	□是 □否 □不全面 评论：
22	是否有任何要求受试者或其合法代表放弃其合法权益的内容，是否有免除研究者、研究机构、申办者或其合法代表逃避失责任的内容	□是 □否 □不全面 评论：
23	上述告知信息（受试人群、试验干预及程序）是否与方案一致	□是 □否 □不全面 评论：

九、知情同意过程		
1	语言通俗易懂	□是 □否 □不全面 评论：
2	知情同意书告知信息充分	□是 □否 □不全面 评论：
3	语言表达存在诱导或胁迫	□有 □无 □不全面 评论：
4	获得知情同意的方法，负责知情同意获得者，以及签署知情同意书的要求	□有 □无 □不全面 评论：
5	在研究进行中听取并答复受试者／监护人疑问和意见的规定	□有 □无 □不全面 评论：

十、具体审查意见

十一、审查建议

□同意　　　　　　　□做必要的修正后同意
□做必要的修正后重审　□不同意
跟踪审查频率：□1年 □6个月 □其他：

主审委员声明	作为审核人员，我与该研究项目之间不存在相关的利益冲突	
主审委员签字		日期	

复审工作表   文件编号：XXX

XXX 医院医学伦理委员会

IRB of XXX Hospital

复审工作表

Review of Resubmission Worksheet

伦理审查编号	
项目全称（编号）	
申办者 /CRO	
研究者 / 所在科室	

□第 2 次审查　　　□第 3 次审查　　　□第 4 次审查

上次伦理委员会（□会议 /□快速）审查决定

□做必要的修正后同意　□做必要的修正后重审
上次审查具体意见（下文为举例）：
研究方案：请设立独立的 DSMB，以便监测退出标准。

知情同意书：
1. "因试验器械直接引发的伤害"建议改为"与试验相关的而引发的伤害"。（例如，因参加试验使用了更长时间的双抗药物，如果发生出血应由申办方赔付）。
2. 删除关于"对因医疗事故或因未遵循研究方案程序而导致的损伤，申办者不予补偿"的表述。

申办者资质：
1. 请提供医疗器械生产许可证及相关资质证明。
2. 试验支架的生产厂家请说明。

动物实验：请出示支架在椎动脉动物实验报告。

审查意见

□修改符合伦理委员会建议要求
□修改不符合伦理委员会建议要求
具体审查意见：

审查建议

□同意修改意见　　　□做进一步修改
□提交会议审查

主审委员声明	作为审核人员，我与该研究项目之间不存在相关的利益冲突		
主审委员签字		日期	

XXX 医院医学伦理委员会

IRB of XXX Hospital

修正方案审查工作表

Review of Amendment Worksheet

伦理审查编号	
项目全称（编号）	
申办者 /CRO	
研究者 / 所在科室	
修正内容	□研究方案　□知情同意书　□ CRF 表　□其他：

审查方式

□快速审查　　　□会议审查

审查要点

方案修正对研究的风险获益比	□增加 □降低 □无影响
方案修正对研究的预期风险	□增加 □降低 □无影响
方案修正对受试者的预期获益	□增加 □降低 □无影响
方案修正对已经纳入的受试者的预期获益	□增加 □降低 □无影响
方案修正是否涉及弱势群体	□是 □否
方案修正对受试者参加研究的持续时间	□增加 □降低 □无影响
方案修正对受试者参加研究的费用	□增加 □降低 □无影响
方案修正对已经纳入的受试者重新获取知情同意	□需要 □不需要
方案修正对已经纳入的受试者造成损害的处理预案	□增加 □降低 □无影响

具体审查意见

审查建议

□同意　　　　　　　　　　□提交会议审查
□做必要的修正后同意　　　□做必要的修正后重审
□终止 / 暂停已批准的研究　□不同意

主审委员声明	作为审核人员，我与该研究项目之间不存在相关的利益冲突	
主审委员签字		日期

XXX 医院医学伦理委员会

IRB of XXX Hospital

（年度／定期）跟踪审查工作表

Regular Continuing Review Worksheet

伦理审查编号	
项目全称（编号）	
申办者 /CRO	
研究者 / 所在科室	

审查方式

□快速审查　　　　□会议审查

审查要点

1. 研究进展情况	□完成 □暂停 □终止 □尚未启动 □正在招募受试者（尚未入组）□正在实施研究 □受试者的试验干预已经完成 □后期数据处理阶段
2. 研究中是否出现严重不良事件	□是 □否
3. 研究中是否出现非预期不良事件	□是 □否
4. 研究中是否出现违背方案事件	□是 □否
5. 研究中是否出现受试者投诉	□是 □否
6. 其他研究报告中是否出现影响本研究风险 / 受益比的新事件	□是 □否
7. 研究中是否出现影响受试者安全的问题	□是 □否
8. 受试者退出研究例数	例
9. 不良事件、受试者退出、违背方案事件等 是否影响研究的科学性	□没有发生　　　□没有影响 □有影响，具体说明：
10. 不良事件、受试者退出、违背方案事件等 是否影响研究的风险 / 收益比	□没有发生　　　□没有影响 □有影响，具体说明：

具体审查意见

审查建议

□提交会议审查　　　　□同意继续进行研究
□做必要的修正后继续研究　□终止 / 暂停已批准的研究

主审委员声明	**作为审核人员，我与该研究项目之间不存在相关的利益冲突**	
主审委员签字		日期

XXX 医院医学伦理委员会

IRB of XXX Hospital

结题报告审查工作表

Review of Final Report Worksheet

伦理审查编号	
项目全称（编号）	
申办者/CRO	
研究者/所在科室	
审查方式	
□快速审查　　　□会议审查	
审查要点	
研究中是否出现严重不良事件	□是　□否
研究中是否发生非预期不良事件	□是　□否
研究中是否发生违背方案事件	□是　□否
具体审查意见	
审查建议	
□会议审查　　　□同意结题 □要求研究者进一步采取保护受试者的措施	
主审委员声明	作为审核人员，我与该研究项目之间不存在相关的利益冲突
主审委员签字	**日期**

XXX 医院医学伦理委员会

IRB of XXX Hospital

严重不良事件审查工作表

Review of SAE Worksheet

伦理审查编号	
项目全称（编号）	
申办者 /CRO	
研究者 / 所在科室	

审查方式

□快速审查　□会议审查

审查要点

不良事件处理是否合适	□是	□否
是否为预期的严重不良事件	□是	□否
是否与试验药物（器械、医疗技术）有关	□是	□否
是否影响研究的风险 / 受益比	□是	□否
国内外其他研究报告中是否出现类似事件	□是	□否
是否对已入组受试者的安全有潜在影响	□是	□否
是否需要终止试验	□是	□否
是否需要修改研究方案（如入组标准、随访检查内容等）	□是	□否
是否需要修改知情同意书	□是	□否

具体审查意见

审查建议

□会议审查　　□紧急会议审查
□不采取更多措施，研究继续进行　　□修正研究方案　　□重新获取知情同意
□暂停已批准的研究　　　　　　　　□终止已批准的研究

主审委员声明	作为审核人员，我与该研究项目之间不存在相关的利益冲突		
主审委员签字		日期	

附录三 药物临床试验质量管理规范
（修订稿）

第一章 总 则

第一条 为保证药物临床试验过程规范，数据和所报告结果的科学、真实、可靠，保护受试者的权益和安全，根据《中华人民共和国药品管理法》《中华人民共和国药品管理法实施条例》，参照国际公认原则，制定本规范。

第二条 药物临床试验质量管理规范（GCP）是临床试验全过程的标准规定，包括方案设计、组织实施、执行、监查、稽查、记录、分析、总结和报告。

第三条 药物临床试验必须符合《世界医学大会赫尔辛基宣言》原则，受试者的权益和安全是临床试验考虑的首要因素，并高于对科学和社会获益的考虑。伦理委员会与知情同意书是保障受试者权益的主要措施。

第四条 进行药物临床试验必须有充分的科学依据。临床试验开始前应权衡试验对受试者预期的风险和获益，判定是否有悖于社会责任和义务。只有当预期的获益大于风险时，方可开始和／或继续临床试验。

第五条 临床试验方案必须清晰、详细、可操作。临床试验方案在获得伦理委员会的批准后方可执行。

第六条 研究者在临床试验过程中必须遵守临床试验方案和医疗常规，凡涉及医学判断或临床决策必须由临床医生做出。

第七条 所有临床试验的纸质或电子资料均应被妥善地记录、处理和保存，并确保能正确用于临床试验的报告、解释和核对。

第八条 试验药物的制备应符合《药品生产质量管理规范》（GMP）原则。

试验药物的使用必须按照被批准的试验方案执行。

第九条 临床试验各方应建立相应的质量保证体系，以保证临床试验遵守临床试验方案和相关法律法规。

第十条 参加临床试验的各方应遵守利益冲突回避的原则。

第二章　伦理委员会

第十一条 伦理委员会的职责

（一）伦理委员会的职责是保护受试者的权益和安全，特别应关注弱势受试者。伦理委员会应对药物临床试验的科学性和伦理性进行审查。

（二）伦理委员会应审查的文件：临床试验方案和方案修正案；受试者的书面知情同意书及其更新件；招募受试者的方式和信息；提供给受试者的书面资料信息；研究者手册；现有的安全性资料；包含受试者补偿信息的文件；研究者的最新履历和 / 或其他证明资质的文件；伦理委员会履行其职责所需要的其他文件。

（三）根据研究者的最新履历和 / 或伦理委员会要求提供的其他相关资质证明文件，对研究者的资质进行审查。

（四）在伦理审查过程中，为了更好地判断在临床试验中能否确保受试者的权益和安全，伦理委员会可以要求提供受试者签署知情同意书内容（本规范第二十三条）以外的资料和信息。

（五）进行非治疗性临床试验时，若受试者的知情同意是由其法定代理人替代实施时，伦理委员会应特别关注试验方案中是否充分考虑了相应的伦理学问题以及相关法规要求。

（六）若试验方案中明确说明，紧急情况下受试者或其法定代理人无法在试验前签署知情同意书，伦理委员会应审查试验方案中充分考虑了相应的伦理学问题以及相关法规要求。

（七）伦理委员会必须审查是否存在受试者被强迫、利诱等不正当的影响而参加临床试验。

（八）伦理委员会应确保在书面知情同意书、提供给受试者的其他书面资料已经说明了给受试者补偿的信息，包括补偿方式和计划。

（九）伦理委员会应在合理的时限内完成临床试验相关资料的审查，并给出明确的书面审查意见。书面审查意见必须包括审查的临床试验名称、文件（含版本号）和日期。

（十）伦理委员会审查的意见包括：批准；必要的修正后批准及其修正内容；不批准及其理由；终止或暂停及其理由。

（十一）伦理委员会应关注临床试验实施中出现的重要偏离，如增加受试者风险和/或显著影响试验实施的变动；所有严重的和非预期的药物不良事件；可能对受试者的安全或临床试验的实施产生不利影响的新信息。

对于没有按照伦理委员会要求进行的临床试验，或者对受试者出现未预期严重损害的研究，伦理委员会有权暂停或终止研究。

（十二）伦理委员会应对正在进行的临床试验进行定期的跟踪审查，审查的频度应根据受试者的风险程度而定，但至少一年审查一次。

伦理委员会应受理并及时处理受试者的投诉。

第十二条　伦理委员会的组成和运行

（一）伦理委员会应分别有医药相关专业人员、非科学专业背景人员、非临床试验单位成员，并有不同性别的委员，至少5人组成。所有成员均有伦理审查的培训和经验，能够审查临床试验相关的伦理学和科学等方面的问题。

（二）审查药物临床试验的伦理委员会均应在药品监督管理部门备案，所有的工作应按照本规范和药品监督管理部门的要求实施。

（三）伦理委员会应按照其制度和标准操作规程（SOP）履行工作职责，审查工作应有书面记录，并注明会议日期、时间及会议讨论内容。

（四）伦理委员会会议审查决定的投票人员应满足规定人数。会议审查决定应形成书面文件。

（五）投票或提出审评意见的伦理委员会成员应独立于被审查临床试验项目。

（六）伦理委员会应有其成员详细信息，并保证其成员具备伦理审查的资格。

（七）研究者必须向伦理委员会提供伦理审查所需的各类资料，并能回答伦理委员会提出的问题。

（八）若伦理审查需要，可邀请伦理委员会成员以外的相关领域专家参与审查工作，但不参与投票。创新药物临床试验的伦理和科学性的审查，应邀请更多相关专业的专家参加。

第十三条　伦理委员会审查工作程序

伦理委员会必须建立制度并执行SOP，包括但不限于：

（一）伦理委员会组成的规定；

（二）伦理委员会的备案；

（三）伦理委员会会议安排程序；

（四）伦理委员会会议通知程序；

（五）伦理委员会会议审查程序；

（六）伦理委员会初始审查和跟踪审查程序；

（七）对试验过程中轻微变更的快速审查和批准程序；

（八）伦理委员会审查意见通知程序；

（九）伦理委员会受理申诉的程序。

第十四条　伦理委员会工作记录

伦理委员会必须保留伦理审查的全部记录，包括伦理审查的书面记录、伦理委员会组成成员信息、递交的文件、会议记录和相关往来记录等。所有记录保存至试验结束后 5 年。

研究者、申办者或药品监督管理部门可以要求伦理委员会，提供其 SOP 和伦理审查成员名单。

第三章　研究者

第十五条　研究者的资格

（一）研究者具有在其供职的医疗机构的执业资格；具备临床试验所需的专业知识、培训经历和承担临床试验的经验；并能向申办者、伦理委员会和药品监督管理部门提供最新的工作履历和相关资格文件。

（二）熟悉申办者提供的临床试验方案、研究者手册、试验药物相关资料信息。

（三）熟悉并遵守本规范和临床试验相关的法律法规。

（四）研究者和其供职的医疗机构能接受申办者组织的监查和稽查，及药品监督管理部门的检查。

（五）须保存一份由主要研究者签署的研究者分工授权表。

第十六条　医疗与临床试验资源

（一）研究者应能够在临床试验合同规定的期限内，入选足够数量的符合试验方案的受试者。

（二）研究者应保证在临床试验方案规定的期限内，完成临床试验。

（三）研究者在临床试验进行期间，有权支配参与该项试验的人员，具有使用试验所需医疗设施的权限并能正确、安全使用。

（四）研究者及其供职的医疗机构在临床试验期间，应确保所有参加临床试验的人员充分了解临床试验方案及试验用药品，明确各自在试验中的分工和职责，并确保临床试验数据的真实性、完整性和准确性。

（五）主要研究者监管所有研究者执行试验方案，并采取措施实施临床试验的质量管理。

第十七条　受试者的医疗

（一）授权参与试验的临床医生应承担所有与临床试验相关的医学决策。

（二）在临床试验和随访期间，对于受试者出现与试验相关的不良事件，包括有临床意义的实验室异常时，研究者及其供职的医疗机构应保证受试者得到妥善的医疗处理，并将相关情况如实告知受试者；同时研究者应警惕受试者是否有其他疾病。

（三）在受试者同意的情况下，研究者可将受试者参加试验的事宜告知其保健医生。

（四）受试者可无理由退出临床试验。研究者在尊重受试者个人权利的同时，应尽量了解其退出理由。

第十八条　与伦理委员会沟通

（一）在临床试验开始前，研究者应获得伦理委员会的书面批准；未获得伦理委员会书面批准之前，不能筛选受试者。

（二）临床试验开始前及临床试验过程中，研究者及其供职的医疗机构应向伦理委员会提供需要伦理审查的所有文件和更新版本的文件。

第十九条　遵守试验方案

（一）研究者及其供职的医疗机构应按照伦理委员会批准的临床试验方案进行试验。

（二）除非是为了及时减少受试者的紧急危害，或仅涉及临床试验管理方面的改动，如更换监查员、电话号码等，未经申办者同意以及伦理委员会的批准，研究者不得擅自修改或违背临床试验方案。

（三）对已批准试验方案的任何偏离，研究者或研究者指定的人员应给予记录和解释。

（四）研究者如欲修改临床试验方案，需经申办者同意，并提交伦理委员会审查，必要时报告药品监督管理部门。为了消除对受试者的紧急危害，在未获得伦理委员会批准的情况下，研究者偏离或改变试验方案时，应及时向伦理委员会、申办者报告，并说明理由，必要时报告药品监督管理部门。

（五）受试者进入临床试验后，研究者应控制合并用药，尤其是同类药品的使用。医疗机构与主要研究者应采取措施，除强化研究者的培训外，应在受试者的纸质和电子病历上注明相关临床试验情况；还应通过信息系统，对方案规定的禁用药进行必要的限制，对慎用药进行提醒。同时告知受试者在试验期间如在其他医院就诊时，应把自己参与临床试验的情况，尤其是用药情况知会接诊医生。

第二十条　试验用药品的管理

（一）主要研究者及其供职的医疗机构，对临床试验现场使用的试验用药品有管理责任。

（二）主要研究者及其供职的医疗机构应指派有资格的药师或其他人员管理试验用药品。

（三）试验用药品的接收、储存、分发、回收、退还及未使用药物的处置应遵守相应的规定并保留记录。

试验用药品管理的记录应包括日期、数量、批号/序列号、有效期和分配编码、签名等。研究者应保存每位受试者使用试验用药品数量和剂量的记录。试验用药品的使用数量和剩余数量应与申办者提供的数量一致。

（四）试验用药品的储存应符合相应的储存条件。

（五）研究者应确保试验用药品按照已批准的试验方案使用，应向每一位受试者说明试验用药品的正确使用方法。

第二十一条　随机化程序和揭盲

研究者应遵守临床试验的随机化程序。

盲法试验应按照试验方案的要求进行揭盲。若因严重不良事件（SAE）等情况需要紧急揭盲时，研究者应向申办者书面说明揭盲的原因。

第二十二条　受试者的知情同意

（一）在受试者知情同意的过程中，研究者必须遵守药品监督管理部门的法规要求，遵守本规范和赫尔辛基宣言的伦理原则。

知情同意书和其他提供给受试者的信息获得伦理委员会批准后，研究者方可开始临床试验。

（二）在临床试验过程中，研究者获得可能影响受试者继续参加试验的新信息时，应以知情同意书等书面形式及时告知受试者或其法定代理人。

所有需告知受试者的相关新信息，经伦理委员会批准后，受试者应再次签署知情同意书。新入选的受试者则应签署更新后的知情同意书和其他文字资料。

（三）研究者或其他任何研究人员，均不得采用强迫、利诱等不正当的方式影响受试者参加、继续参加临床试验。

（四）任何与试验相关的书面或口头信息，均不能采用任何使受试者及其法定代理人放弃其合法权益的语言，也不能含有为研究者及其供职的医疗机构、申办者及其代理机构免除其应负责任的语言。

（五）研究者或指定研究人员应充分告知受试者有关临床试验的所有相关事宜，包括书面信息和伦理委员会的批准意见。无能力表达知情同意的受试者应由其法定代理人代表其实施知情同意。

（六）提供给受试者的口头和书面资料，如知情同意书，均应采用通俗易懂的语言和表达方式，使受试者或其法定代理人、见证人易于理解。

（七）签署知情同意书之前，研究者或指定研究人员应给予受试者或其法定代理人充分的时间和机会了解试验的详细情况，并详尽回答受试者或其法定代理人提出的所有与试验相关的问题。

（八）受试者或其法定代理人，以及执行知情同意的研究者应在知情同意书上分别签名并注明日期。

（九）知情同意过程中，若受试者或其法定代理人均缺乏阅读能力，须有一位公正的见证人协助和见证知情同意。

研究者应向受试者或其法定代理人、见证人详细说明知情同意书和其他文字资料的内容。如受试者或其法定代理人口头同意参加试验，并签署知情同意书后，见证人还须在知情同意书上签字并注明日期，以证明受试者或其法定代理人就知情同意书和其他文字资料得到了研究者准确的解释，并理解了相关内容，同意参加临床试验。

（十）受试者或其法定代理人应得到一份已签署姓名和日期的知情同意书副本和其他提供给受试者的书面资料；试验期间，受试者或其法定代理人应得到已签署姓名和日期的更新版知情同意书副本，以及其他书面资料的修订文本。

（十一）当法定代理人代表受试者知情同意时，应尽可能告知和帮助受试者理解临床试验的相关信息，并尽可能让受试者亲自签署知情同意书和注明日期。

当受试者参加非治疗性试验，且无可预期的临床获益时，受试者必须在知情同意书上签字同意和注明日期。

（十二）紧急情况下，参加临床试验前不能获得受试者的知情同意时，必须得到受试者的法定代理人同意。若受试者不能事先知情同意，且其法定代理人也不在场的情况下，受试者的入选方式应在临床试验方案和 / 或其他文件中清楚表述，并获得伦理委员会的书面批准；同时应尽快得到受试者或其法定代理人可以继续参加临床试验的知情同意。

（十三）非治疗性试验由法定代理人代表受试者同意参加试验时，须满足以下条件：临床试验只能在无知情同意能力的受试者中进行；受试者无知情同意能力；受试者的预期风险低；受试者健康的负面影响已减至最低，且法律不禁止该类试验的实施；该类受试者的入选已经得到伦理委员会审查批准。

除非是例外情况，非治疗性试验只能在患有试验药物适用的疾病或状况的患者中进行。在试验进行中应严密观察受试者，若受试者出现过度痛苦或不适的表现，应让其退出试验。

第二十三条 知情同意书和其他文字资料须包括：

（一）临床试验的研究性。

（二）试验目的。

（三）试验治疗和随机分配至各组的可能性。

（四）受试者需要遵守的试验步骤，包括有创性医疗操作。

（五）受试者的责任。

（六）临床试验所涉及试验性的内容。

（七）试验可能致受试者的风险或不便，尤其是存在影响胚胎、胎儿或哺乳婴儿的风险时。

（八）试验预期的获益，以及不能获益的可能性。

（九）其他可选的药物和治疗方法，及其重要的潜在获益和风险。

（十）受试者发生与试验相关的损害时，可获得补偿和 / 或治疗。

（十一）受试者参加临床试验可能获得的补偿。

（十二）受试者参加临床试验预期的花费。

（十三）受试者参加试验是自愿的，可以拒绝参加或有权在试验任何阶段随时退出试验而不会遭到歧视或报复，其医疗待遇与权益不会受到影响。

（十四）在不违反保密原则和相关法规的情况下，监查员、稽查员、伦理委员会和药品监督管理部门人员可以查阅受试者的原始医学记录，以核实临床试验的过程和数据。

（十五）除法规允许外，受试者参加临床试验的相关记录应保密，不得公开。

如果发布试验结果，受试者的身份信息仍应保密。

（十六）如有新的影响受试者继续参加试验的信息时，应及时告知受试者或其法定代理人。

（十七）当存在有关试验信息和受试者权益的问题，以及发生试验相关损害时，受试者可联系的研究者及联系方式。

（十八）受试者可能被终止试验的情况和／或理由。

（十九）受试者参加试验的预期持续时间。

（二十）参加该试验的预计受试者人数。

第二十四条　试验记录和报告

（一）主要研究者应监督临床试验现场的数据采集、各研究人员履行其工作职责的情况。

（二）研究者应确保所有临床试验数据，是从临床试验的源文件和试验记录中获得的，是准确、完整、可读和及时的。源数据是可溯源的、清晰的、同步记录的、原始的、准确的和完整的。源数据的修正必须留痕，不能掩盖初始数据，需要时应解释修正数据的理由和依据。

（三）研究者应按照申办者提供的指南填写和修改病例报告表（CRF），确保各类 CRF 及其他报告中的数据准确、完整、清晰和及时。CRF 中报告的数据应与源文件一致，若存在不一致应做出合理的解释。CRF 中任何数据的修改，应使初始记录清晰可辨，保留修改轨迹，需要时解释理由，修改者签名并注明日期。

申办者应有书面程序确保其对 CRF 的改动是必要的、被记录的，并得到研究者的认可。研究者应保留修改和更正的相关记录。

（四）研究者及其供职的医疗机构应按"临床试验必备文件"和药品监督管理部门的相关要求，妥善保存试验文档。

（五）临床试验必备文件应保存至试验药物批准上市后 2 年或者临床试验终止后 5 年。申办者应与研究者及其供职的医疗机构就必备文件保存时间、费用和到期后的处理在合同中予以明确。

（六）申办者与研究者及其供职的医疗机构应就试验经费等相关事宜，在合同中予以明确。

（七）根据监查员、稽查员、伦理委员会或药品监督管理部门的要求，研究者及其供职的医疗机构应配合并提供所需的与试验有关的记录。

第二十五条 安全性报告

除临床试验方案或其他文件(如研究者手册)中规定不需立即报告的SAE外,其他所有SAE应立即报告申办者,随后应及时提供详尽、书面的报告。SAE报告和随访报告,应注明受试者在临床试验中的唯一识别编码,而不是受试者的真实姓名、身份证号码和住址。研究者应向伦理委员会报告SAE。

试验方案中规定的、对安全性评价重要的不良事件和实验室异常值,应按照试验方案的要求和时限向申办者报告。

死亡事件的报告,研究者应向申办者和伦理委员会提供其他所需要的资料(例如尸检报告和最终医学报告)。

第二十六条 试验的提前终止或暂停

任何试验项目提前终止或暂停时,研究者及其供职的医疗机构应及时通知受试者,并给予受试者适当的治疗和随访;应按规定通知药品监督管理部门。

(一)研究者事先未与申办者商议而终止或暂停临床试验,研究者应立即向其供职的医疗机构报告;研究者及其供职的医疗机构应立即通知申办者和伦理委员会,并提供详细书面报告。

(二)申办者终止或暂停临床试验,研究者应立即向其供职的医疗机构报告;研究者及其供职的医疗机构应立即通知伦理委员会,并提供详细书面报告。

(三)伦理委员会终止或暂停已批准的临床试验,研究者应向其供职的医疗机构报告;研究者及其供职的医疗机构应立即通知申办者,并提供详细书面报告。

第二十七条 试验进展报告

(一)研究者应向伦理委员会提交临床试验的年度报告,或应伦理委员会的要求提供进展报告。

(二)若临床试验的医疗机构有变化和/或增加了参加受试者的风险,研究者应尽快地以书面形式向申办者、伦理委员会报告。

第二十八条 研究者的最终报告

试验完成后,研究者应向其供职的医疗机构报告;研究者及其供职的医疗机构应向伦理委员会提供试验结果的摘要;向申办者提供药品监督管理部门所需要的相关临床试验报告。

第四章 申办者

第二十九条 质量管理

申办者应把保护受试者的权益、保障其安全以及试验结果的真实、可靠，作为临床试验的基本出发点。

申办者应建立药物临床试验的质量管理体系，涵盖临床试验的整个过程，包括临床试验的设计、实施、记录、评估、结果报告和文件归档。质量管理包括有效的试验方案设计、收集数据的方法及流程、对于临床试验中重要的问题做出决策的信息采集。

药物临床试验质量保证和质量控制的方法应与临床试验内在的风险和信息采集的重要性相符。申办者应保证质量体系中各个环节的可操作性，试验流程和数据采集不应过于复杂。试验方案、CRF 及其他相关文件应清晰、简洁和前后一致。

申办者应承担对临床试验所有相关问题的管理职责，根据试验需要可建立临床试验项目的研究和管理团队，以指导、监督临床试验实施。研究和管理团队内部的工作应及时沟通。在药品监督管理部门检查时研究和管理团队各层面人员均应参加。

第三十条 风险管理

（一）申办者在方案制定中，应明确保护受试者权益并保障其安全，以及试验结果可靠性的关键环节和数据。

（二）应识别试验关键环节和数据的风险。该风险应从两个层面考虑，系统层面（如设施设备、SOP、计算机化系统、人员、供应商）和临床试验层面（如试验药物、试验设计、数据收集和记录）。

（三）风险评估应考虑：在现有风险控制下发生差错的可能性；该差错对保护受试者权益并保障其安全，以及数据可靠性的影响；该差错被监测到的程度。

（四）申办者应识别可减少或者可被接受的风险。减少风险的控制措施应体现在方案的设计和实施、监查计划、各方职责明确的合同、SOP 的依从，以及各类培训中。

预先设定质量风险的容忍度时，应考虑变量的医学和统计学特点及统计设计，以鉴别影响受试者安全和数据可信性的系统问题。出现超出质量容忍度的情况时，应评估是否需要采取进一步的措施。

（五）试验过程中，质量管理活动应有记录，并及时与相关各方沟通，以利于风险评估和质量持续改进。

（六）申办者应结合试验过程中的新知识和经验，定期评估风险控制措施，以确保现行的质量管理活动的有效性和适用性。

（七）申办者应在临床试验报告中表述所采用的质量管理方法，并概述质量风险的容忍度的重要偏离。

第三十一条　质量保证和质量控制

（一）申办者负责制定、实施和及时更新有关临床试验质量保证和质量控制系统的 SOP，确保临床试验的进行、数据的产生、记录和报告均遵守试验方案、本规范和相关法律法规的要求。

（二）临床试验和实验室检测的全过程均需严格按照质量管理 SOP 进行。数据处理的每一阶段均有质量控制，以保证所有数据是可靠的，数据处理过程是正确的。

（三）申办者必须与研究者及其供职的医疗机构和所有参加临床试验的相关单位签订合同，明确各方职责。

（四）申办者应在与各相关方签订的合同中注明，国内外药品监督管理部门的检查、申办者的监查和稽查可直接去到试验现场，查阅源数据、源文件和报告。

第三十二条　合同研究组织（CRO）

（一）申办者可以将其临床试验的部分或全部工作和任务委托给 CRO，但申办者仍然是临床试验数据质量和可靠性的最终责任人，应监督 CRO 承担的各项工作。CRO 应建立临床试验质量保证体系并实施质量保证和质量控制。

（二）申办者委托给 CRO 的工作，应签订合同。CRO 如存在任务转包，应获得申办者的书面批准。

（三）未明确委托给 CRO 的工作和任务，其职责仍由申办者负责。

（四）本规范中对申办者的要求，适用于承担申办者相关工作和任务的CRO。

第三十三条　医学专家

申办者可以聘任有资质的医学专家对临床试验的相关医学问题进行咨询。必要时可以聘任外单位的医学专家提供指导。

第三十四条　临床试验设计

（一）申办者可选用有资质的生物统计学家、临床药理学家和临床医生等参与试验，包括设计试验方案和 CRF、制定统计分析计划、分析数据、撰写中期和最终的试验总结报告。

（二）申办者应遵守药品监督管理部门制定的相关指导原则。

第三十五条　试验管理、数据处理与记录保存

（一）申办者应选用有资质的人员监管试验的实施、数据处理、数据确认、统计分析和试验总结报告。

（二）申办者可以建立独立的数据监察委员会（IDMC），以定期评价临床试验的进展情况，包括安全性数据和重要的有效性终点数据。IDMC 可以建议申办者是否可以继续进行、修改或停止正在进行的临床试验。IDMC 应有书面的 SOP，必须保存所有相关会议记录。

（三）申办者使用的电子数据管理系统，应通过合规的系统验证，以保证试验数据的完整、准确、可靠，符合预先设置的技术性能，并保证在整个试验过程中系统始终处于验证有效的状态。

（四）电子数据管理系统具有完整的 SOP，覆盖电子数据管理的设置、安装和使用；SOP 应说明该系统的验证、功能测试、数据采集和处理、系统维护、系统安全性测试、控制更改、数据备份、系统复原，及系统的突发事件和停止运行的应急处理预案；SOP 应明确在计算机系统使用过程中，申办者、研究者和参加临床试验医疗机构的职责。所有使用计算机系统的人员应经过培训。

（五）计算机系统数据修改的方式应预先规定，其修改过程应完整记录，原数据（即保留电子数据稽查轨迹、数据轨迹和编辑轨迹）应保留；电子数据的整合、内容和结构应有明确规定，以确保电子数据的完整性；当计算机系统出现变更时，如软件升级或者数据转移等，这种确保电子数据的完整性更为重要。

若数据处理过程中发生数据转换，确保转换后的数据与原数据一致，和该数据转化过程的可见性。

（六）保证数据系统的安全性。未经授权的人员不能访问该数据系统；保存被授权修改数据人员的名单；电子数据应及时备份；盲法设计的临床试验，应始终保持盲法状态，包括数据录入和处理。

（七）申办者应使用受试者识别编码，以保证每一位受试者所有临床试验数据可溯源。双盲试验二级揭盲以后，申办者应及时把受试者的分组情况，告知研究者和受试者。

（八）申办者须保存所有的临床试验数据，包括有些临床试验参与者获得的

其他数据，这些也应作为申办者的特定数据保留在临床试验的必备文件内。申办者保留的必备文件，应符合药品监督管理部门对药物临床试验必备文件的管理要求。

（九）申办者中止进行中的临床试验，应通知所有相关的研究者及其供职的医疗机构和相应的管理部门。

（十）试验数据所有权限的转移，需符合相关法规的要求。

（十一）申办者因任何原因停止临床试验，应保存相关的必备文件至临床试验正式停止或暂停后至少 5 年，或与必备文件管理的相关法规一致。

（十二）申办者的必备文件应保留至药物被批准上市后至少 2 年，或至临床试验正式停止或暂停后至少 5 年。根据药品监督管理部门要求或申办者内部制度时，可以延长文件的保留期限。

（十三）申办者应书面告知研究者及供职的医疗机构对试验记录保存的要求；当试验相关记录不再需要时，申办者也应书面告知研究者及供职的医疗机构。

第三十六条　选择研究者

（一）申办者负责选择研究者及其供职的医疗机构。研究者均应经过药物临床试验的培训、有临床试验的经验，能够运用足够的医疗资源完成临床试验。

在多中心临床试验中，申办者负责选择、确定临床试验的主要研究者和其供职的医疗机构作为临床研究的负责人和组长单位。

（二）申办者选择涉及医学判断的样本测定实验室，应符合相关规定。临床试验中采集标本的管理、检测、运输和储存应执行《药品非临床研究质量管理规范》的要求。禁止实施与伦理委员会批准的药物临床试验方案无关的生物样本检测（如基因）。试验结束后，剩余标本的继续保存或者将来可能被使用等情况，应由受试者签署知情同意书，并说明保存的时间和数据的保密性问题；在何种情况下数据和样本可以和其他研究者共享等。

（三）申办者应向研究者及其供职的医疗机构提供试验方案和最新的研究者手册，并应提供足够的时间让研究者及其供职的医疗机构审议试验方案及相关资料。临床试验实施前，申办者与研究者及其供职的医疗机构应签署合同。

第三十七条　责任落实

临床试验开始前，申办者应明确试验各方的职责，并在合同中注明。

第三十八条　给受试者和研究者的补偿

（一）申办者应在相关法律法规规定的范畴内，向研究者及其供职的医疗机构提供与临床试验相关的法律上、经济上的保险或担保，但不包括研究者及其供职的医疗机构自身的过失所致的损害。

（二）申办者必须承担受试者与试验相关的损害或死亡的诊疗费用，和相应的经济补偿。申办者和研究者应及时兑付给予受试者的补偿。

（三）申办者提供给受试者补偿的方式方法，必须符合相关的法律法规要求。

第三十九条　临床试验合同

申办者与研究者及其供职的医疗机构签署的合同，应明确试验各方的责任、权利和利益，同时避免可能存在的利益冲突。合同的试验经费应合理，符合市场规律，同时也应明确各方应避免的、可能的利益冲突相关问题。

合同内容中应包括：临床试验的实施过程中遵守本规范及相关的药物临床试验的其他法律法规；执行经过申办者和研究者协商确定的、伦理委员会批准的试验方案；遵守数据记录和报告程序；同意监查、稽查和检查；试验相关必备文件的保存及其保存期限；发表文章等的约定。申办者和研究者及其供职的医疗机构应在合同上签字确认。

第四十条　药品监督管理部门的许可、备案

临床试验开始前，申办者应向药品监督管理部门提出药物临床试验的申请，并提交相关的临床试验资料，并获得临床试验的许可或完成备案。递交的文件资料应注明版本号及版本日期。

第四十一条　伦理委员会的审查批准

（一）申办者应获得伦理委员会的批准后方可进行临床试验。

（二）申办者应获取伦理委员会审查的批准文件和其他相关资料，包括：伦理委员会的名称和地址；参与项目审查的伦理委员会成员；审查过程符合本规范及相关法律法规的要求的声明；伦理委员会批准进行该临床试验并列出所审阅的文件，如最新的临床试验方案、受试者的书面知情同意书、提供给受试者的书面文件、受试者入选程序、支付受试者的补偿方式的相关文件，和伦理委员会审查需要的其他文件。

（三）伦理委员会的审查意见若为"作必要的修正后批准"时，如修改方案、知情同意书、提供给受试者和/或其他相关文件，申办者应与研究者及其供职的医疗机构协商，修改相关文件，递交伦理委员会。

（四）伦理委员会的审查意见若为"不批准"时，申办者和研究者对临床试验的相关问题进行修改后，递交伦理委员会重新审查。

第四十二条　试验药物的信息

（一）申办者在拟定临床试验方案时，应有充足的非临床安全性、有效性的试验药物研究数据支持该项临床试验；或者曾使用该药物的受试人群的给药途径、剂量和持续用药时间的安全性和有效性数据能够支持该项试验。

（二）当获得重要的新信息时，申办者应及时更新研究者手册。

第四十三条　试验用药品的生产、包装、标签和编码

（一）申办者必须在试验用药品的包装或使用说明上标明：试验用药品（包括对照药品和安慰剂）是否已经上市或仍处于研发阶段；试验药物生产符合GMP；药物的编码和标签必须保持临床试验的盲法状态。同时，试验药物的使用说明应符合药品监督管理部门的法律法规要求。

（二）申办者应明确规定，试验用药品的储存温度、储运条件（是否需要避光）、储存时限、药物溶液的配制方法和过程，及药物输注的装置要求等。试验用药品的使用方法应告知试验的所有相关人员，包括监查员、研究者、药剂师、药物保管人员等。

（三）试验用药品的包装，应能确保药物在运输和储存期间不被污染或变质。

（四）在盲法试验中，试验用药品的编码系统须包括紧急揭盲程序，以便在紧急医学状态时能够迅速识别何种试验用药品，而不破坏临床试验的盲法设计。

（五）临床研发过程中，若被试药物或对照药物的剂型有显著改变，必须在新剂型用于临床试验前，评估剂型的改变是否可能显著影响药物的药代动力学特征。

第四十四条　试验用药品的供给和管理

（一）申办者负责向研究者及其供职的医疗机构提供试验用药品。

（二）申办者在获得伦理委员会和药品监督管理部门批准之前，不得向研究者及其供职的医疗机构提供试验用药品。

（三）申办者必须向研究者及其供职的医疗机构提供试验用药品的说明，说明应明确试验用药品的使用、储存和相关记录。制定试验用药品的供给和管理规程，包括数量的接收、储存、分发、使用及回收。从受试者处回收的未使用试验用药品应返回退还给申办者，或由申办者授权、由医疗机构遵守相关法规要求进行销毁。

（四）申办者应确保试验用药品及时送达研究者，保证受试者筛选成功后的使用；保存试验用药品的运输、接收、分发、回收和销毁记录；建立试验用药品回收管理制度，保证缺陷产品的召回、试验结束后的回收、过期的回收；建立未

使用试验用药品的销毁制度。所有试验用药品的相关管理过程必须有书面记录。

（五）试验期间，申办者应采取措施确保试验用药品的稳定性；保证试验用药品的数量充足，不得使受试者的使用受到延误。若需要补充试验用药品的数量，新增的试验用药品必须保存其新批次样品的稳定性和分析记录。

试验用药品的留存样品保存期限，应在试验用药品稳定的时限内，保存至临床试验数据分析结束或相关法规要求的时限，两者不一致时取其中较长的时限。

生物等效性试验及人体生物利用度试验的试验用药品应留样，研究者随机抽取用于临床试验的药物和留存样品，留存样品与试验所用药品应为同一批次。留存样品数量应满足进行五次按质量标准全检的要求。医疗机构保存试验用药品留样至药品上市后至少 2 年。无适当保存条件的医疗机构可将留存样品委托符合条件的独立的第三方保存，但不应返还申办者或与其利益相关的第三方。

第四十五条　试验记录的查阅

（一）申办者应在临床试验方案或书面合同中明确，研究者及供职的医疗机构允许申办方的监查员、稽查员、伦理委员会的审查者及药品监督管理部门的检查人员，直接查阅临床试验相关的源数据和源文件。

（二）申办者应核实每一位受试者签署了知情同意书。临床试验过程中监查员、稽查员、伦理委员会的审查者及药品监督管理部门的检查人员可以直接查阅受试者与药物临床试验有关的原始医学记录。

第四十六条　临床试验的安全性信息

（一）申办者负责药物试验期间试验用药品的安全性评估。

（二）申办者应将临床试验中发现的任何可能影响受试者安全、可能影响临床试验实施、可能改变伦理委员会批准意见的问题，及时通告研究者及其供职的医疗机构、药品监督管理部门。

第四十七条　试验药物不良事件报告

（一）申办者应将严重的和非预期的试验药物不良事件，及时报告给所有参加临床试验的研究者及其供职的医疗机构、伦理委员会。申办者应将试验药物非预期的严重不良事件向药品监督管理部门和卫生行政部门报告，死亡和危及生命情况为 7 天，其他情况为 15 天。

（二）申办者应根据法规要求，向药品监督管理部门提交全部的、最新的试验药物安全信息和阶段性报告。

第四十八条 临床试验的监查

（一）监查的目的是为了保证试验中受试者的权益，保证试验记录与报告的数据准确、完整，保证试验遵守已批准的方案和有关法规。

（二）申办者指派监查员。监查员应受过相应的培训，具备足够的临床试验监查需要的科学知识和临床知识；监查员须有资质证明。

（三）申办者制定监查计划。计划应特别强调保护受试者的权益，保证数据的真实性，保证应对临床试验中的各类风险。计划应描述监查的策略、对试验各方的监查职责、监查的方法，及应用不同监查方法的原因；监查计划应该强调对关键数据和流程的监查。监查计划应遵守相关政策和法规要求。

（四）申办者应制定监查 SOP，监查员在监查工作中应执行 SOP。

（五）申办者应确保实施临床试验的监查。监查的范围和性质取决于临床试验的目标、目的、设计、复杂性、盲法、样本大小和试验终点等。

（六）通常，监查应在试验开始前、试验进行中和试验结束后进行。

（七）特殊情况下，申办者可以将中心监查与其他的试验工作结合进行，如研究人员培训和会议。监查时，可采用统计学抽样调查的方法核对数据。

（八）申办者应建立系统的、有优先顺序的、基于风险评估的方法，对临床试验实施监查。监查的范围和性质可具有灵活性，允许采用不同的监查方法以提高监查的效率和有效性。申办者应记录选择监查策略的理由，或写在监查计划中。

（九）现场监查和中心化监查应基于临床试验的风险结合进行。现场监查是指在临床试验实施的医疗机构现场进行监查；中心化监查是指及时地对正在实施的临床试验进行远程评估，和／或汇总不同的医疗机构采集的数据进行远程评估。中心化监查的过程有助于提高临床试验的监查效果，是对现场监查的补充。

中心化监查中应用统计分析可确定数据的趋势，包括不同的临床试验医疗机构内部和单位间的数据范围及一致性，并能分析各临床试验单位数据的特点和质量，有助于监查现场和监查方式的选择。

第四十九条 监查员的职责

（一）监查员应熟悉试验药物的相关知识，熟悉临床试验方案、知情同意书及其他提供给受试者的书面资料的内容，熟悉临床试验SOP和本规范等相关法规。

（二）监查员应按照申办者的要求，在临床试验中认真履行监查职责，确保各医疗机构能够正确地实施临床试验方案和记录临床试验数据。

（三）监查员是申办者和研究者之间的主要联系人。在试验前确认研究者具备足够的资质和资源来完成试验，医疗机构具备完成试验的适当条件，包括人员配备与培训情况，实验室设备齐全、运转良好，具备各种与试验有关的检查条件。

（四）监查员应核实整个试验过程中试验用药品的保存时间、保存条件可接受，供应充足；试验用药品是按照试验方案规定的剂量只提供给合格的受试者；受试者收到正确使用、处理、储存和归还试验用药品的说明；各试验医疗机构的试验用药品接收、使用和返还有适当的管控和记录；各试验医疗机构对未使用的试验用药品的处置，符合相关法规和申办者的要求。

（五）监查员了解研究者在临床试验过程中对试验方案的执行情况；确认在试验前所有受试者均签署了书面的知情同意书；确保研究者收到最新版的研究者手册、所有试验相关文件、试验必须用品，并按照法规的要求实施；保证研究者和所有参加试验的人员对试验有充分的了解。

（六）监查员核实研究者和所有参加试验的人员，履行试验方案和书面合同中规定的各自职责，未将这些职责委派给未经授权的人；了解受试者的入选率及试验的进展情况，确认入选的受试者合格并汇报入组率及试验的进展情况；确认所有数据的记录与报告正确完整，试验记录和文件实时更新、保存完好；核实研究者提供的所有医学报告、记录和文件都是准确的、完整的、及时的、清晰易读的、注明日期和试验编号的。

（七）监查员核对 CRF 录入的准确性和完整性，并与源文件比对。监查员应特别注意核对试验方案规定的数据在 CRF 上有准确记录，并与源文件一致；每一例受试者的剂量改变、治疗变更、不良事件、合并用药、间发疾病、失访、检查遗漏等均应确认并记录；应清楚如实记录研究者未能做到的随访、未进行的试验、未做的检查，以及是否对错误、遗漏做出纠正；核实入选受试者的退出与失访已在 CRF 中记录并说明。

（八）监查员对任何 CRF 的填写错误、遗漏或字迹不清楚应通知研究者；监查员应确保所做的更正、附加或删除是由研究者或研究者授权修正 CRF 的试验人员操作，并且修改人签名、注明日期和说明修改理由。该授权应有书面记录。

（九）监查员确定所有不良事件按照本规范、试验方案、伦理委员会、申办者和药品监督管理部门的要求，在规定的期限内进行了报告。

（十）监查员确定研究者是否按照本规范保存了必备文件。

（十一）监查员确定发生了偏离临床试验方案、SOP、GCP 和相关法规要求的情况，应及时与研究者进行沟通，并采取适当措施防止偏离再次发生。

（十二）监查员在每次访视监查后，必须作书面报告递送申办者；报告应述明监查日期、地点、监查员姓名、监查员接触的研究者和其他人员的姓名、监查中发现的问题等；报告中应包括监查工作的摘要，发现临床试验中问题和事实陈述，与临床试验方案的偏离和缺陷，监查结论；并说明对在监查中发现的问题已采取的或拟采用的纠正措施，为确保试验遵守方案实施的建议；监查报告应该提供足够的细节，以便检验是否符合监查计划。

（十三）监查员应将监查结果及时提供给申办者，包括给临床试验相关的申办方管理层、该临床试验的负责人、项目监督管理人员。申办者应对监查报告中所谈及的问题进行审评和随访，并形成文件保存。

第五十条　临床试验的稽查

（一）申办者对于临床试验的稽查，是临床试验质量保证的一部分。申办者的稽查有别于临床试验的常规监查，也有别于申办者职能部门的常规质控管理。

（二）申办者稽查的目的是评估临床试验的实施情况，评估临床试验中执行试验方案、SOP、本规范和药品监督管理部门相关法律法规的依从性。

（三）申办者选定合格的稽查员，必须是独立于临床试验和试验相关体系之外的人员，不能是监查人员兼任。保证稽查人员经过相应的培训和具有稽查经验。稽查员的资质须有证明文件。

（四）申办者必须制定临床试验和试验质量管理体系的稽查流程，确保试验中稽查规程的实施。该规程中应拟定稽查目的、稽查方法、稽查次数、稽查形式和稽查报告的格式内容。稽查员在稽查过程中观察和发现的问题均应有书面记录。

（五）申办者制定稽查计划和规程，应依据向药品监督管理部门提交新药申请的资料内容、试验中受试者的例数、试验的类型和复杂程度、影响受试者的风险水平和其他已知的相关问题。

（六）为保证稽查职能的独立性和独特价值，药品监督管理部门不要求申办者提供常规稽查报告。但是，若发现临床试验过程中有严重违背本规范的证据，或在法律诉讼期间，药品监督管理部门可以要求申办者提供稽查报告。

（七）申办者应根据法律法规要求，提供稽查证明。

第五十一条　临床试验的依从性

发现研究者、医疗机构、申办者的人员在临床试验中不遵守试验方案、SOP、本规范、相关法律法规时，申办者应立即采取措施予以纠正，保证临床试验的良好依从性。

发现重要的不依从性问题时，申办者应及时寻找问题的根源，采取合适的纠正和预防措施。若违反试验方案或本规范的问题严重时，申办者可追究相关人员的责任，并根据相关法规要求报告药品监督管理部门。

临床试验监查、稽查时，发现研究者、医疗机构有严重的或劝阻不改的不依从性问题时，申办者应终止该研究者、医疗机构继续参加临床试验，并及时书面报告药品监督管理部门。

第五十二条　试验提前终止或暂停

试验提前终止或暂停，申办者应立即告知研究者及其供职的医疗机构、药品监督管理部门，并说明理由。同时，申办者或研究者也应告知伦理委员会，并说明理由。

第五十三条　试验报告

临床试验完成或提前终止，申办者必须按照法规要求向药品监督管理部门提交临床试验报告，报告应符合我国药品注册的指导原则。

第五十四条　多中心试验

（一）申办者应保证在多中心（多个医疗机构）临床试验中，与所有参加临床试验的研究者及其供职的医疗机构签署临床试验合同；确保参加临床试验的各中心均能遵守临床试验方案，该临床试验方案是申办者同意的、通过伦理委员会审查的、药品监督管理部门批准或备案的。

（二）申办者应向各中心提供相同的试验方案，遵守相同的临床和实验室数据的统一评价标准，和填写 CRF 的指导说明。

（三）各临床试验中心应使用相同的 CRF，以记录在临床试验中各中心获得的试验数据。若研究者增加收集试验数据，在方案设计中应表明此内容，申办者向研究者提供附加的 CRF。

（四）在试验开始前，应有书面文件明确参加试验的各研究者的职责。

（五）申办者应确保多中心研究者之间的沟通。

第五章　试验方案

第五十五条　试验方案中基本信息

（一）临床试验方案标题、编号和日期。方案的任何修改也应标明修改版本号和日期。

（二）申办者的名称和地址。

（三）申办者授权签署试验方案和方案修改人员的姓名、职务和单位。

（四）申办者的医学专家姓名、职务、供职单位地址和电话。

（五）承担临床试验的主要研究者姓名、职称 / 职务，及医疗机构的地址和电话。

（六）参与临床试验的实验室名称、地址，及其他医学、技术部门或研究机构的名称、地址。

第五十六条　研究背景资料

（一）试验用药品名称与介绍。

（二）阐明试验药物在非临床研究和临床研究中与试验相关的、潜在的临床意义的发现。

（三）阐明对受试人群的已知的、潜在的风险和获益。

（四）试验用药品的给药途径、给药剂量、给药方法及治疗时程的描述，并说明理由。

（五）强调临床试验需要按照试验方案、本规范及相关法律法规进行。

（六）描述试验的目标人群。

（七）注明临床试验相关的研究背景资料、参考文献和数据来源。

第五十七条　试验目的

详细描述试验目的。

第五十八条　试验设计

临床试验的科学性和试验数据的可靠性，主要取决于试验设计。试验方案设计应包括以下内容。

（一）明确临床试验的主要终点和次要终点（如有）。

（二）阐明对照组选择的理由和试验设计的描述（如双盲、安慰剂对照、平行组设计），并对研究设计、流程和不同阶段以流程图形式表示。

（三）描述减少或控制偏倚所采取的措施，即随机化方法和过程，双盲实现的方法和过程，盲底保存和紧急揭盲的程序。如采用单盲或开放性试验需阐明理由和控制偏倚的措施。

（四）试验中治疗方法，试验用药品的剂量、给药方案。还需包含试验用药品的剂型、包装、标签的说明。

（五）受试者参与试验的预期时长和所有试验的具体安排，包括随访等（如有）。

（六）描述受试者、部分临床试验及全部临床试验"暂停试验标准""终止试验标准"。

（七）试验用药品管理流程，包括安慰剂、对照药品等。

（八）明确说明试验中何种数据可作为源数据直接记录在 CRF 上。

第五十九条 临床和实验室检查的项目内容，检查检测使用的方法、仪器和质控要求。

第六十条 受试者的选择和退出

（一）受试者的入选标准。

（二）受试者的排除标准。

（三）明确受试者退出试验的标准，包括停用试验用药品、终止临床试验。规定退出试验受试者的数据采集内容和时限、退出受试者的替换和随访。

第六十一条 受试者的治疗

（一）写明受试者在试验各组包括亚组应用的所有药物名称、给药剂量、给药方案、给药途径和药物治疗时程，包括随访期应用的所有药物。

（二）写明临床试验前和临床试验中允许的合并用药（包括急救治疗用药）或治疗，和禁止使用的药物或治疗。

（三）制定监查受试者依从性的程序。

第六十二条 制定明确的访视和随访计划，包括临床试验期间、试验终点、不良事件评估及试验结束后的随访和医疗措施。

第六十三条 有效性评价

（一）详细描述临床试验的有效性指标。

（二）详细描述有效性指标的评价、记录、分析方法和时点。

第六十四条 安全性评价

（一）详细描述临床试验的安全性指标。

（二）详细描述安全性指标的评价、记录、分析方法和时点。

（三）制定不良事件和伴随疾病的记录和报告程序。

（四）规定不良事件的随访方式和时间。

第六十五条 统计

（一）确定受试者样本量，并根据前期试验或文献数据阐明理由。

（二）统计检验水准，及调整考虑（如有）。

（三）阐明主要评价指标进行统计分析时的统计假设，包括原假设和备择假设，简述拟采用的具体统计方法和统计分析软件。若需进行期中分析应说明理由、分析时点及操作规程。

（四）缺失数据、未用数据和不合逻辑数据的处理方法。

（五）明确如有偏离原定统计分析计划的修改程序。

（六）明确定义用于统计分析的受试者数据集，包括所有参加随机化的受试者、所有服用过试验用药品的受试者、所有符合入选的受试者和可用于临床试验结果评价的受试者。

第六十六条　源数据/源文件的直接查阅

申办者必须在合同或临床试验方案中明确，研究者及其供职的医疗机构许可申办方对临床试验进行监查或稽查；卫生行政和药品监督管理部门有权对临床试验进行检查，可以直接查阅源数据/源文件。

第六十七条　质量控制和质量保证

申办者与研究者在方案中应明确实施临床试验质量控制和质量保证的具体措施。

第六十八条　伦理学

描述与该试验相关的伦理学问题的考虑。

第六十九条　数据管理和记录保存

详细描述临床试验数据的采集与管理流程、数据管理与采集所使用的系统、数据管理各步骤及任务，以及数据管理的质量保障措施。

第七十条　财务和保险

若无单独的财务和保险合同，应在试验方案中说明试验相关的财务和保险问题。

第七十一条　其他

第六章　研究者手册

第七十二条　撰写研究者手册目的

申办者提供的《研究者手册》是关于试验药物人体研究的药学、非临床和临床资料的汇编，其内容包括试验药物的化学、药学、毒理学、药理学和临床的（包括以前的和正在进行的试验）资料和数据。

撰写研究者手册目的是帮助研究者和参与试验的其他人员更好地理解和遵守临床试验方案，帮助研究者理解临床试验方案中诸多关键的基本要素，包括临床试验的给药剂量、给药次数、给药间隔时间、给药方案、给药方法，主要和次要疗效指标和安全性的观察和监查。

第七十三条　基本信息

研究者手册需要包含的基本信息见下文，尽量按本规范对手册内容的编排建议撰写。随着药物研发过程的发展和科技的进步，手册内容要求的信息和范围也将会有变化。

对于已批准上市药品进行临床试验时，研究者已充分了解该药品的药理学等相关知识，研究者手册的编写可以简化。可应用药品监督管理部门批准的药品说明书等形式替代研究者手册的部分内容；只需要向研究者提供进行临床试验时所需要的重要的、关于试验用药品最近的、综合性的、详细的信息。已上市的药品进行新用途（如新适应证）的临床试验时，则应编写与新用途相关的研究者手册。

第七十四条　制定研究者手册修订的书面程序

申办者必须制定研究者手册修订的书面程序，照此程序研究者手册在试验期间至少每年审阅和修订一次。根据新药临床试验的研发步骤和临床试验过程中获得的相关药物安全性和有效性的新信息，研究者手册可能需要更多次地进行修订。申办者获得的这些重要的新信息，在研究者手册更新之前，也应先告知研究者，必要时与伦理委员会和／或药品监督管理部门沟通。

申办者负责更新研究者手册并及时送达研究者，研究者负责将更新的手册递交伦理委员会。

第七十五条　研究者手册的一般考虑

（一）研究者手册的扉页必须写明申办者的名称；所有试验药物的标识，包括研究编号、化学名称或已批准的通用名称、申办者拟定并被批准的合法商品名；版本号、发布日期；和替换版本号、替换日期。

（二）申办者若认为该研究者手册属于保密性文件，需要表明该手册仅供研究者和伦理委员会使用。

第七十六条　研究者手册须具有的内容

（一）目录，研究者手册目录内容：保密性陈述、签字页、目录、概要、引言、试验用药品的物理学、化学、药学特性和结构式、非临床研究、非临床药理学、动物体内药物动力学和药物代谢、毒理学、人体内作用、人体内的药物动力学和药物代谢、安全性和有效性、上市销售情况、数据概要和研究者指南、注意事项、参考资料、已发表文献、报告要求、参考资料应在每一章节末列出。

（二）摘要，应言简意赅。重点介绍试验药物研发过程中具重要意义的物理学、化学、药学、药理学、毒理学、药代动力学、药物代谢学和临床等信息内容。

（三）前言，简要介绍试验药物的化学名称或已批准的通用名称、批准的商品名；试验药物的所有活性成分、药理学分类及其在同类药品中的预期地位（如优势）；试验药物进行临床试验的立题依据；拟定的试验药物用于疾病的预防、诊断和治疗。前言中还应表述评价试验药物的常规方法。

（四）在研究者手册中应清楚表述试验用药品的化学式、结构式，简述其理化和药学特性。为确保临床试验实施采用的必要的安全措施，必须提供试验药物的相关制剂信息，辅料成分及配方理由。并且说明试验药物的储存方法和使用方法。

（五）若试验药物与其他已知药物的结构相似，应予以说明。

（六）临床前研究介绍，简要介绍试验药物临床前的药理学、毒理学、药代动力学和药物代谢学研究发现的相关结果。说明这些非临床研究的方法学、研究结果，讨论这些发现对人体临床治疗意义的提示、对人体可能的不利作用和对人体非预期效应的相关性。

（七）研究者手册还应提供以下非临床研究中已知的或可用的信息：试验动物的种属、每组动物的数目和性别、给药剂量单位［如毫克／公斤（mg/kg）］、给药剂量间隔、给药途径、给药持续时间、系统分布资料、暴露后随访期限。研究结果必须包括试验药物药理效应、毒性效应的特性和频度；药理效应、毒性效应的严重性或强度；起效时间；药效的可逆性；药物作用持续时间和剂量反应。若用表格或列表的方式能够更清晰表达上述内容，则建议使用。前言中还应讨论非临床研究中最重要的发现，如量效反应、与人类可能的相关性及可能进行人体研究的多方面问题。若同一种属动物的有效剂量、非毒性剂量的结果可以进行比较研究，则该结果可用于治疗指数的讨论；并说明研究结果与拟定的人用剂量的相关性。比较研究尽可能基于血液或器官组织水平，而非毫克／公斤体重。

（八）介绍非临床的药理学研究时，应包括试验药物的药理学方面的摘要，如可能，还应包括试验用药在动物体内的重要代谢研究。摘要中应包括评价试验用药潜在治疗活性（如有效性模型，受体结合和特异性）的研究，以及评价试验药物安全性的研究（如不同于评价治疗作用的评价药理学作用的专门研究）。

（九）介绍动物的药物代谢动力学，应包括试验药物在所研究种属动物中的药物动力学、生物转化以及分布的摘要。对发现的讨论应说明试验药物的吸收、局部以及系统的生物利用度及其代谢，以及它们与动物种属药理学和毒理学发现的关系。

（十）介绍毒理学，在不同动物种属中进行的相关研究所发现的毒理学作用摘要应包括单剂量给药；重复给药；致癌性；特殊毒理研究（如刺激性和致敏性）；生殖毒性；遗传毒性（致突变性）等方面。

（十一）人体内作用：前言应充分讨论试验药物在人体的已知作用，包括药物动力学、代谢、药效学、剂量反应、安全性、有效性和其他药理学领域的信息。应尽可能提供已完成的所有试验药物临床试验的摘要。还应提供临床试验以外的试验药物的使用情况，如上市期间的经验。

（十二）试验用药品在人体的药物动力学和代谢动力学信息摘要，包括药物代谢动力学（包括代谢和吸收，血浆蛋白结合，分布和消除）；试验药物的一个参考剂型的生物利用度（绝对和/或相对生物利用度）；人群亚组（如性别、年龄和脏器功能受损）；相互作用（如药物-药物相互作用和药物与食物的相互作用）；其他药物代谢动力学数据（如在临床试验期间完成的群体研究结果）。

（十三）试验用药品安全性和有效性

研究者手册应提供从先前人体试验（健康志愿者和/或病人）中得到的关于试验药物（包括代谢物）的安全性、药效学、有效性和剂量反应信息的摘要。应讨论这些信息的含义。如果已经完成多项临床试验，应将多个研究和亚组人群的安全性和有效性数据进行汇总。建议将所有临床试验的药物不良反应（包括所有被研究的适应证）清晰概述（如表格）。应讨论适应证或亚组之间药物不良反应类型/发生率的重要差异。

（十四）上市或销售情况

研究者手册应说明试验用药品已经上市或已获批准的国家。从上市使用中得到的任何重要信息（如处方、剂量、给药途径和药物不良反应）应予以概述。手册也应说明试验用药品还没有得到批准/注册上市或退出上市/注册的所有国家。

（十五）数据概要和研究者指南

研究者手册应对非临床和临床数据进行全面讨论，可能的情况下，应就各种来源的有关试验用药品不同方面的信息进行概述。这样，研究者可以获得针对现有数据的全面解释，并了解对于将来临床试验意义的评价。合适的情况下，应对有关产品已发表的报告内容进行讨论。这有助于研究者预见到药物不良反应或临床试验中的其他问题。

（十六）研究者手册小结

研究者手册小结应说明，该手册是让研究者对临床试验可能的风险和不良反应，及可能需要的特殊检查、观察项目和防范措施有一个清楚的理解。这种理解应基于从本手册获得的关于该试验用药品的物理、化学、药学、药理、毒理和临床资料。根据先前人体应用的经验和试验用药品的药理学，也应向临床研究者提供可能的过量服药和药物不良反应的识别和处理措施的指导。

第七章　必备文件管理

第七十七条　临床试验必备文件管理的要求

临床试验必备文件是指评估临床试验实施和产生数据的单独的、集成的、质量可控的文件。这些文件用于证明研究者、申办者和监查员在临床试验过程中，遵守了本规范和相关药物临床试验的法律法规要求。

必备文件是申办者独立稽查、药品监督管理部门检查临床试验的主要内容，并作为确认临床试验实施的真实性和所收集数据完整性的依据。

第七十八条　必备文件保存的要求

申办者、研究者及其供职的医疗机构应确认，双方均有保存这些临床试验必备文件的场所和条件。保存文件的设备条件应具备防止光线直接照射、防水、环境利于长期文件的保存，并制定文件管理的规章制度和 SOP。被保存的文件需要易于识别、查找、调阅和归位。

临床试验过程中产生的一些文件，如果未列在临床试验各阶段建立的必备文件管理目录中，申办者、研究者及研究机构也需将其列入各自的必备文件档案中保存。

第七十九条　必备文件中源数据、CRF数据的管理

申办者应确保研究者能保留已递交给申办者的 CRF 数据。用作源文件的复印件必须满足核证副本的要求。

研究者及其供职的医疗机构能够管理所有临床试验的必备文件，并且保证在临床试验实施全过程中原始数据产生的真实性。

第八十条　必备文件分阶段保存的要求

必备文件根据临床试验不同阶段归类为三个阶段：临床试验准备阶段、临床试验进行阶段、临床试验完成后阶段。（临床试验保存文件见附件）。

每一必备文件需说明其存在的目的，并说明该文件需要列入研究者及其供职

的医疗机构保管，或申办者，或研究者和申办者双方保管的必备文件档案中。

临床试验开始时，研究者及其供职的医疗机构、申办者双方各自的办公室均应建立试验必备文件的档案管理。试验结束时，监查员必须审核确认研究者及研究机构、申办者各自的必备文件，这些文件必须被妥善地保存在各自的临床试验档案卷宗内。

第八章 附 则

第八十一条 本规范下列用语的含义是：

药物临床试验、临床研究（clinical trial/study），指任何以人类（病人或健康志愿者）为对象的试验、研究，意在发现或证实某种试验药物的临床医学、药理学和/或其他药效学作用进行的系统性试验、研究。以证实或揭示试验药物在人体的作用、不良反应及/或试验药物的吸收、分布、代谢和排泄，以确定药物的疗效与安全性的试验、研究。药物临床试验和药物临床研究在此意义等同。

药物临床试验的依从性（compliance in relation to trials），临床试验参与各方遵守与临床试验有关的所有要求、GCP和相应的医药管理法律法规。

非临床研究（nonclinical study），不在人类受试者进行的生物医学研究。

独立的数据监察委员会（Independent Data-Monitoring Committee, IDMC）（数据和安全监察委员会，监察委员会，数据监察委员会）（data and safety monitoring board, monitoring committee, data monitoring committee），由申办者设立的独立的数据监察委员会。定期对临床试验的进展、安全性数据和有效性终点进行评估；向申办者建议是否继续、调整或停止试验。

伦理委员会（Institutional Review Board IRB/ Independent Ethics Committee IEC），由医学专业人员及非医学人员组成的独立组织，其职责为审查临床试验方案及相关文件是否合乎伦理准则，并为之提供公众保证，确保受试者的安全、健康和权益受到保护。伦理委员会的组成和一切活动不受临床试验组织和实施者的干扰或影响。

研究者（investigator），临床试验实施者，临床试验的实施可以由各级不同专业研究者组成的团队完成。所有参加临床试验的各中心（医疗机构）、现场的研究者及团队必须经过申办者的资格审查。

主要研究者（principal investigator），参加临床试验的各中心（医疗机构）、试验现场的负责人。

次要研究者（subinvestigator），在主要研究者授权和监督下，在其试验现场履行与试验相关的重要程序和/或做出重大决定的研究者。

申办者（sponsor），负责临床试验的发起、管理和提供临床试验经费的个人、组织或机构。

合同研究组织（Contract Research Organization, CRO），个人或组织与申办者签订合同，执行申办者在临床试验中的某些任务和工作。

临床试验受试者（受试者）（subject/trial subject），自愿参加一项临床试验，并作为试验用药品的接受者或作为试验对照的个人，包括健康志愿者、病人。

受试者的权益（well-being of the trial subjects），指参加临床试验受试者的身体和心理上应享有的尊严。

弱势受试者（vulnerable subjects），是指丧失或缺乏能力维护自身权利和利益自愿参加临床试验的受试者。

弱势受试者还包括无药可救疾病的病人、处于危急状况的病人，住在福利院的人、失业者或穷人、少数民族、无家可归者、流浪者、难民、囚犯、孕妇和胎儿、未成年者和无能力知情同意的人（如精神病患者或智力低下者）。

知情同意（informed consent），指向受试者告知一项临床试验的各方面情况后，受试者自愿确认其同意参加该项临床试验的过程。该过程须以书面的、签名和注明日期的知情同意书作为文件证明。

法定代理人（legally acceptable representative），是指依照法律规定，被授权可代表受试者同意参加临床试验，对受试者的人身权益进行监督和保护的个人。

公正的见证人（impartial witness），如果临床试验的受试者或其法定代理人无阅读能力，可以由与此试验无关的人员作为公正的见证人，参与受试者的知情同意过程，向受试者阅读提供给他们的知情同意书和其他书面资料。

监查（monitoring），监督审查临床试验进展和过程，保证临床试验按照试验方案、标准操作规程（SOP）、药物临床试验质量管理规范（GCP）和相关法律法规要求实施、记录和报告。

稽查（audit），指对临床试验的所有行为和相关文件进行系统的、独立的核查工作。以判定试验的实施过程和试验数据的记录、分析与报告是否与试验方案、标准操作规程（SOP）、药物临床试验质量管理规范（GCP）以及现行的相关法律法规的要求相符。

检查（inspection），药品监督管理部门对临床试验的有关文件、设备、记录和其他方面进行官方审阅，检查可以在试验单位、申办者所在地或合同研究组织所在地进行。

直接查阅（direct access），具有直接查阅药物临床试验记录和报告的权限，如国内外的药品监督管理部门、申办方的监查员和稽查员。各方应按照法律法规要求；采取一切合理的措施保护受试者隐私，避免泄露申办者信息。

临床试验方案（protocol），阐明试验目的、设计、方法学、统计学考虑和组织实施的文件。试验方案必须包括试验的背景和理论基础，该内容也可以写在与试验方案有关的其他参考文件中。包括"临床试验方案和方案修改"。

临床试验方案的修改（protocol amendment），修改临床试验方案必须以书面文件的形式呈现，详见"临床试验方案的制定和修正"。

研究者手册（investigator's brochure），是有关试验药物在进行人体试验时已有的临床和非临床研究资料，见研究者手册。

病例报告表（case report form, CRF），向申办者报告的、按照试验方案要求设计的一种印刷的、光学的或电子的文件，用于记录每一名受试者在试验过程中的全部信息。

标准操作规程（standard operating procedures, SOP），为达到均一性完成临床试验中的一个特定工作职责，制定该项特定工作统一的、详细的、标准的操作步骤。

临床试验/研究报告（clinical trial/study report），以人类（病人或健康志愿者）为对象进行的任何治疗、预防或诊断试剂的药物临床试验、药物临床研究，均要写出详细的书面报告。报告中要完整地陈述临床试验、数据统计的结果和分析。

临床试验/研究中期报告（interim clinical trial/study report），指正式完成临床试验前，按事先制定的统计分析计划，比较临床试验处理组间的有效性和安全性所做的分析，写出的中期结果和评价的报告。

试验用药品（investigational product），用于临床试验中试验药物、对照药物和安慰剂。

试验对照药物（comparator），临床试验中用于比较试验药物的研究药物、已被批准上市的药品和安慰剂。

安慰剂（placebo），由无药效、无毒副作用的物质组成，如葡萄糖、淀粉等。其物理特性如外观、大小、颜色、剂型、重量、味道和气味与试验药物尽可能相同，但不能含有试验药物的有效成分。

不良事件（adverse event, AE），此处指临床试验受试者接受试验用药品后出现的所有不良医学事件，可以表现为症状体征、疾病或实验室检查异常，但不一定能推论出与试验用药品有明确的因果关系。

严重不良事件（serious adverse event, SAE），指因使用任何剂量的试验用药品发生的、任何引起人体损害的不利医学事件：导致死亡；危及生命；受试者需要住院治疗或延长住院时间；导致永久的或严重的残疾或功能丧失；或者先天性异常、出生缺陷。

药物不良反应（adverse drug reaction, ADR），临床试验中的药物不良反应（未上市药物）有别于已上市的药品不良反应。

临床试验过程中一个新的药物或药物的新用途，尤其是治疗剂量尚未确定的试验药物发生与药物剂量有关的、对人体有害的、任何非预期的不良反应，均应被考虑为试验药物的不良反应。这种试验药物与不良反应之间的因果关系至少有一个合理的可能性，即不能排除相关性。

而已上市的药品不良反应，则指合格药品在正常用法用量下，出现的对用于预防、诊断和治疗疾病或改善生理功能等用药目的无关的有害反应。

非预期的药物不良反应（unexpected adverse drug reaction），药物试验中不良反应的临床表现和严重程度，超出了现有的临床试验资料信息，包括未上市药物的研究者手册、药物说明书；已上市药品的说明书和 / 或药品性能摘要。

受试者识别编码（subject identification code），能够与受试者的源文件相关联的唯一的、独特的识别编码。在临床试验中，报告出现的不良事件和其他与试验有关的数据时，为受试者的身份保密，识别编码可以用来代替受试者的姓名；病人受试者可以用原始病历编号作为识别编码，以利于所有临床试验数据的溯源。

多中心试验（multicentre trial），按照同一临床试验方案实施，由一个以上（多个）临床医疗机构和研究者参加的临床试验。

源文件（source documents），指临床试验中产生的原始医学记录、医疗文件和数据。源文件包含了源数据，如医院病历、医学图像、实验室记录、临床试验的相关备忘录、受试者临床试验日记或评估表单、发药记录、仪器自动记录的数据、缩微胶片、照相底片、磁介质、X 光片，及药房保存的处方、实验室和医技科室的相关文件和记录，包括复制或抄录的核证副本。源文件可以是纸质的和 / 或电子的。

源数据（source data），指临床试验中的原始记录或其复印件（核证副本）上记载的所有信息，包括临床发现、观测结果以及用于重建和评价临床试验所必需的其他相关活动记录。

原始医学记录（original medical record），见源文件。

临床试验必备文件（essential documents），能够评价临床试验的实施过程，和保证获得数据质量的文件。

核证副本（certified copy），有研究者的签名和记录日期的纸质或电子原始记录的复印件，核证副本也是可以被认定为有效的记录。

质量保证（quality assurance, QA），在临床试验中建立系统的临床试验实施质量保障计划措施，以保证在临床试验实施中遵守试验方案、GCP 规范和其他相关药物临床试验的法律法规，生成、记录和报告试验获得的数据。

质量控制（quality control, QC），在已建立的临床试验实施质量保证系统中，完成临床试验所有相关的技术工作和数据的处理，并需要有相关的执行确保质量控制的措施。

医疗机构（medical institution），实施临床试验的医疗机构。

试验现场（trial site），进行药物临床试验相关活动的试验场所。

保密性（confidentiality），不得向未经授权的个人泄露属于申办者所有的资料，或受试者的相关信息。

合同（contract, agreement），在两方或多方之间的、书面的、签署姓名和单位的、注明签名日期的一份协议契约，其中规定了各方在参加临床试验中各自的工作内容、责任的委托和财务经费等相关问题的安排。以试验方案的内容作为合同的基础。

计算机系统的验证（validation of computerized systems），以文件化的证据来证实一个计算机化系统符合技术规范、达到了设计要求并满足用户需求。其目的是对计算机化系统的用户需求及其设计规格、安装、运行、性能的正确性以及对生产的适用性等进行全面的测试和确认，以证实该计算机化系统达到设计要求、技术指标以及用户要求。通过计算机化系统的验证，可确保系统在其整个生命周期中的质量保证得以建立，并始终处于可控制状态下，是一个建立和记录计算机化系统的特定要求，在临床试验中能够持续一致的被满足工作要求的过程。验证应该确保准确性、可靠性和持续的预期性能，从系统的设计到退役或迁移到一个新系统。能在其投入应用直至退役过程中都能高度再现和维护系统的标准和功能符合监管要求。

　　计算机化系统（computerized system），临床试验中计算机化系统不单单是指计算机运用本身。计算机化系统中的"系统"意味着一个与临床研究过程有关的各个功能性软件和硬件配置环境，包括与之相配合的人员、设备、政策和程序等。从计算机化系统的生命周期而言，它涉及计算机化系统的建立、验证、维护、运营、变更管理、退役和相关数据申报等规程及其相呼应的人员资质和培训，系统环境管理的标准操作规范和安全措施等药政规范要求。从临床试验中的计算机化系统的运用生命周期而言，计算机化系统就是一个以电子表格的形式用于建立、修正、维护、存档、检索或传输临床数据的电子信息系统及其与之管理相关的人员和系统运营环境体系。

　　电子数据稽查轨迹（audit trail），是计算机系统（如数据管理系统）的基本功能。意指系统采用安全的和计算机产生的带有时间烙印的电子记录，能够独立追溯系统用户输入、修改或删除每一条电子数据记录的日期、时间，以及修改原因，以便日后数据的重现。任何记录的改变都不会使过去的记录被掩盖或消失。只要受试者的电子记录保存不变，这类稽查轨迹文档记录就应始终保留，并可供监管视察或稽查员审阅和复制。

附件

临床试验保存文件

一、临床试验准备阶段

	保存文件	目的	归档在	
			研究者 / 研究机构	申办者
1	研究者手册	证明申办方已将与试验药品相关的、最新的科研结果和临床试验对人体可能的损害信息提供给了研究者	X	X
2	已签字的临床试验方案、方案修正案、病例报告表（CRF 样本）	证明研究者和申办者同意已签字的临床试验方案、方案修正案、病例报告表（CRF）样本	X	X
3	提供给受试者的信息（样本） —知情同意书（包括所有适用的译文）	证明知情同意 证明受试者获得内容及措辞恰当的书面信息，支持受试者对临床试验有完全知情同意的能力	X	X
	—其他提供给受试者的任何书面资料		X	X
	—受试者的招募广告（若使用）	证明招募受试者的方法是合适的和正当的	X	X
4	临床试验的财务合同	证明研究者及其供职的医疗机构与申办者之间的有关临床试验的财务规定，并签署合同	X	X
5	受试者保险的相关文件（若有）	证明受试者发生与试验相关损害时，可获得补偿	X	X
6	参与临床试验各方之间签署的研究合同(或包括经费合同)，包括： —研究者及其供职的医疗机构与申办者签署的合同	证明签署了合同	X	X
	—研究者及其供职的医疗机构与 CRO 签署的合同		X	X（必要时）
	—申办者或 CRO 签署的合同			X
	—研究者及其供职的医疗机构与管理部门签署的合同（必要时）		X	X

续表

	保存文件	目的	归档在	
			研究者 / 研究机构	申办者
7	伦理委员会对以下各项内容的书面审查、批准文件，具签名、注明日期 —试验方案及其方案修正案 —CRF 样本 —知情同意书 —其他提供给受试者的任何书面资料 —受试者的招募广告（若使用） —对受试者的补偿（包括补偿的所有方式） —伦理委员会任何其他审查，批准的文件	证明临床试验经过伦理委员会的审查、批准。确认文件的版本号和日期	X	X
8	伦理委员会的人员组成	证明伦理委员会的人员组成符合GCP要求	X	X
9	药品监督管理部门对临床试验方案的批准、备案	证明在临床试验开始前，获得了药品监督管理部门的批准、备案	X	X
10	研究者和次要研究者签名的履历和其他的资格证明文件	证明研究者和次要研究者有资质和能力完成该临床试验，和能够对受试者进行医疗监管	X	X
11	在临床试验方案中涉及的医学、实验室、专业技术操作和相关检测的参考值和参考值范围	证明各项检测的参考值和参考值范围及有效期	X	X
12	医学、实验室、专业技术操作和相关检测的资质证明 —资质认可证书 —资质认证证书 —已建立质量控制体系和 / 或外部质量评价体系 —其他验证体系	证明完成试验的医学、实验室、专业技术操作和相关检测设施和能力能够满足要求，保证检测结果的可靠性	X（必要时）	X
13	拟定的试验用药品的说明书和标签	证明试验用药品的标签符合相关规定，并向受试者恰当地说明药物用法		X

续表

	保存文件	目的	归档在	
			研究者 / 研究机构	申办者
14	试验用药品及其他试验相关材料的说明（若在试验方案或研究者手册中未说明）	证明试验用药品和其他试验相关材料均给予妥当的贮存、包装、分发和处置	X	X
15	试验用药品及其他试验相关材料的运送记录	证明试验用药品及其他试验相关材料的运送日期、批编号和运送方式。可追踪试验用药品批号、运送状况和可进行问责	X	X
16	试验用药品的药检报告	证明试验用药品的成分、纯度和规格		X
17	盲法试验的揭盲规程	证明紧急状况时，如何识别已设盲的试验药物信息，并且不会破坏其他受试者的盲态	X	X（若可行应有第三方）
18	总随机表	证明受试人群的随机化方法		X（若可行应有第三方）
19	申办者考察报告	证明申办者所考察的医疗机构适合进行临床试验		X
20	试验启动监查报告	证明所有的研究者及其团队对临床试验的流程进行了评估	X	X

二、临床试验进行阶段

	保存文件	目的	归档在	
			研究者 / 研究机构	申办者
1	更新的研究者手册	证明所获得的相关信息被及时反馈给研究者	X	X
2	对下列内容的任何更改： —试验方案及其修正案，CRF —知情同意书 —其他提供给受试者的任何书面资料 —受试者招募广告（若使用）	证明试验期间，生效文件的修订信息	X	X

续表

	保存文件	目的	归档在	
			研究者 / 研究机构	申办者
3	伦理委员会对以下各项内容的书面审查、批准文件，具签名、注明日期 —试验方案修改 —下列文件修订本 —知情同意书 —其他提供给受试者的任何书面资料 —受试者招募广告（若使用） —伦理委员会任何其他审查，批准的文件 —对试验的延续审评（必要时）	证明临床试验修改和修订的文件经过伦理委员会的审查、批准。确认文件的版本号和日期	X	X
4	药品监督管理部门对临床试验方案修改及其他文件的批准、认可、备案	证明符合药品监督管理部门的要求	X（必要时）	X
5	研究者和次要研究者更新的履历和其他的资质证明文件	证明研究者和次要研究者有资质和能力完成该临床试验，和能够对受试者进行医疗监管	X	X
6	更新的医学、实验室、专业技术操作和相关检测的参考值和参考值范围	证明各项修订的检测的参考值和参考值范围	X	X
7	更新的医学、实验室、专业技术操作和相关检测的资质证明 —资质认可证书 —资质认证证书 —已建立质量控制体系和 / 或外部质量评价体系 —其他验证体系	证明完成试验的医学、实验室、专业技术操作和相关检测设施和能力能够满足要求，保证检测结果的可靠性	X（必要时）	X
8	试验用药品及其他试验相关材料的运送记录	证明试验用药品及其他试验相关材料的运送日期、批编号和运送方式。可追踪试验用药品批号、运送状况和可进行问责	X	X
9	新批号试验用药品的药检证明	证明试验用药品的成分、纯度和规格	X	X
10	监查访视报告	证明监查员的现场访视和监查结果		X

	保存文件	目的	归档在	
			研究者 / 研究机构	申办者
11	现场访视之外的相关通讯、联络记录 —往来信件 —会议记录 —电话记录	证明有关临床试验的管理、方案违背、试验实施、不良事件的报告等方面的共识或重要问题的讨论	X	X
12	签署的知情同意书	证明每个受试者的知情同意是在参加临床试验前，按照 GCP 规范和临床试验方案的要求获得的	X	
13	原始医疗文件	证明临床试验中采集受试者数据的真实性和完整性。包括受试者与试验相关的所有原始文件、医疗记录和病史	X	
14	已签署研究者姓名、记录日期和填写完整的 CRF	证明研究者或研究团队的人员已确认 CRF 中填写的数值	X(复印件)	X（原件）
15	CRF 修正记录	证明所有的 CRF 在首次填写记录后，进行的任何修正记录	X(复印件)	X（原件）
16	研究者向申办者报告的严重不良事件	研究者致申办者严重不良事件的报告，及其他相关问题的报告	X	X
17	申办者和 / 或研究者向药品监督管理部门、伦理委员会提交的非预期的药物严重不良事件及其他安全性资料	申办者和 / 或研究者向药品监督管理部门、伦理委员会提交的非预期的药物严重不良事件及其他安全性资料	X(必要时)	X
18	申办者向研究者通报的安全性资料	申办者向研究者通报的安全性资料	X	X
19	申办者向伦理委员会和药品监督管理部门提交的中期报告或年度报告	申办者向伦理委员会和药品监督管理部门提交的中期报告或年度报告	X	X（必要时）
20	受试者筛选表	证明进入试验前筛选程序的受试者身份	X	X（必要时）

续表

	保存文件	目的	归档在	
			研究者 / 研究机构	申办者
21	受试者识别编码表	研究者和其供职的医疗机构要保存所有入选试验的受试者的名单及其对应的识别编码表，以备研究者和其供职的医疗机构对受试者的识别	X	
22	受试者入选表	证明临床试验的受试者是按照时间先后顺序依次入组	X	
23	试验用药品在医疗研究机构的登记表	证明试验用药品是按照方案使用的	X	X
24	研究者职责分工及签名页	证明所有参加临床试验研究人员被授权的职责和签名样张，包括填写或修正 CRF 人员的签名	X	X
25	体液 / 组织样本的留存记录（若有）	证明重复分析时，留存样本的存放位置和标识	X	X

三、临床试验完成后阶段

	保存文件	目的	归档在	
			研究者 / 研究机构	申办者
1	试验用药品在医疗机构的登记表	证明试验用药品按照试验方案要求使用 证明在医疗机构所接收的试验用药品的最终计数，包括发放给受试者的计数，从受试者回收的计数，和返还给申办者的计数	X	X
2	试验用药品销毁证明	证明未被使用的试验用药品，由申办者销毁，或研究机构销毁	X（若在研究机构销毁）	X

	保存文件	目的	归档在	
			研究者 / 研究机构	申办者
3	完成试验的受试者识别编码表	记录所有入组受试者信息的编码表，以便后续随访时使用。编码表必须保密并存放至约定时间	X	
4	稽查证明（如需要）	证明进行过稽查		X
5	试验结束监查报告	证明临床试验所有的工作已完成，试验结束；临床试验必备文件保存妥当		X
6	试验分组和揭盲证明	将所有发生过的揭盲证明返还给申办者		X
7	研究者向伦理委员会、药品监督管理部门提交的试验完成报告	证明试验的完成	X	X
8	临床试验总结报告	证明临床试验的结果和解释	X	X

附录四　赫尔辛基宣言

涉及人体受试者的医学研究伦理原则

通过于 1964 年 6 月第 18 届世界医学会大会，芬兰，赫尔辛基，修订于：

第 29 届世界医学会大会，日本，东京，1975 年 10 月

第 35 届世界医学会大会，意大利，威尼斯，1983 年 10 月

第 41 届世界医学会大会，中国，香港，1989 年 9 月

第 48 届世界医学会大会，南非共和国，西苏玛锡，1996 年 10 月

第 52 届世界医学会大会，苏格兰，爱丁堡，2000 年 10 月

第 53 届世界医学会大会，美国，华盛顿，2002 年 10 月（增加解释说明）

第 55 届世界医学会大会，日本，东京，2004 年 10 月（增加解释说明）

第 59 届世界医学会大会，韩国，首尔，2008 年 10 月

第 64 届世界医学会大会，巴西，福塔雷萨，2013 年 10 月

前言

1. 世界医学会（WMA）制定了《赫尔辛基宣言》，是作为对涉及人体受试者的医学研究伦理原则的一项声明，此研究还包括对可识别身份的人体材料和数据进行的研究。

《赫尔辛基宣言》应整体阅读，其中任一段落的运用都应同时考虑到其他所有相关段落的内容。

2. 与世界医学会的一贯宗旨相同，《赫尔辛基宣言》主要针对医生。世界医学会鼓励参与涉及人体受试者研究的其他相关人员采纳这些原则。

总体原则

3. 世界医学会的《日内瓦宣言》用下列词语约束医生"患者的健康将是我的首要考虑"。而且《国际医学伦理准则》也宣告，"医生应从患者的最佳利益出发提供医疗照护。"

4. 促进和维护患者，包括那些参加医学研究人们的健康和权益，是医生的职责。医生的知识和良知是为履行这一职责服务的。

5. 医学进步以科学研究为基础，而研究最终必须涉及人体受试者。

6. 涉及人体受试者医学研究的首要目的，是了解疾病的起因、发展和影响，并改进预防、诊断和治疗干预措施（方法、操作程序和治疗）。即使是最佳已被证实的干预措施，也必须通过对其安全性、有效性、效能、可及性和质量进行研究，以持续地评估。

7. 医学研究要遵循那些促进和确保尊重人体受试者、保护他们的健康和权利的伦理标准。

8. 尽管医学研究的主要目的是产生新的知识，但这一目的永远不能超越个体研究受试者的权益。

9. 参与医学研究的医生有责任保护研究受试者的生命、健康、尊严、健全、自我决定权、隐私和个人信息的保密。保护研究受试者的责任必须始终落在医生和其他医疗卫生专业人员肩上，而绝不是研究受试者本身，即使先前他们已经给出同意。

10. 医生必须考虑本国涉及人体受试者研究的伦理、法律和法规条例标准，以及适用的国际规范和标准。任何国家或国际的伦理、法律或法规要求不应削弱或取消本宣言提出的对研究受试者的任何一项保护。

11. 开展医学研究应以尽量减少对环境可能破坏的方式进行。

12. 唯有受过适当伦理和科学教育、培训并具备一定资格的人员方可开展涉及人体受试者的研究。针对患者或健康志愿者的研究需要由一位能胜任并有资质的医生或其他医疗卫生专业人员负责监督。

13. 应使那些在医学研究中缺乏代表性的人群有适当的机会参加研究。

14. 只有当该研究潜在的预防、诊断或治疗被证明有价值，而且医生有正当的理由相信患者作为受试者参加研究对其健康不会造成不良影响时，医生才可以使其患者参与到该研究中，将医学研究与医疗照护结合起来。

15. 应当确保因参与研究受到伤害的受试者能得到恰当的补偿和治疗。

风险、负担和受益

16. 在医学实践和医学研究中，大多数干预措施具有风险，会造成负担。

唯有研究目的之重要性超出受试者承担的研究内在的风险和负担时，涉及人体受试者的研究方可开展。

17. 所有涉及人体受试者的研究在实施前，必须对参加研究的受试个体和群体，就预期的研究风险和负担，与带给他们及其他受到该研究疾病影响的个体或群体的可预见益处对比，进行谨慎评估。

须采用使风险最小化的措施。风险必须得到研究者的持续监测、评估和记录。

18. 除非医生确信研究相关的风险已得到充分评估，并能得到满意控制，否则不可以参与该涉及人体受试者的研究。

一旦发现研究的风险大于潜在获益，或已获得了肯定的研究结论时，医生必须评估是否继续、修改或是立即停止该研究。

弱势群体和个人

19. 一些群体和个人特别脆弱，而且更有可能被虐待或遭受额外的伤害。

所有的弱势群体都应得到特殊的保护。

20. 唯有这项研究是针对该人群的健康需要或是此人群优先关注的问题，并且这个研究在非弱势人群中无法开展的情况下，方能认为这项涉及弱势人群的医学研究是正当的。此外，该人群应当能从研究获得的知识、实践或干预措施中获益。

科学要求与研究方案

21. 涉及人体受试者的研究必须符合公认的科学原则，并以对科学文献、其他相关信息、充分的实验室研究，以及视情况而定，对动物实验的充分了解为基础。实验动物的福利必须得到尊重。

22. 任何涉及人体受试者的研究，其设计和操作，必须在研究方案中明确描述和论证。

方案应陈述该研究包含伦理学考量考虑，并应说明本宣言中的原则是如何被强调和贯彻的。研究方案应包括有关资金来源、申办者、机构隶属关系、潜在的利益冲突、对受试者的激励措施，以及规定对研究造成的伤害如何治疗和／或予以补偿的相关信息。

对于临床试验，研究方案也必须说明研究结束后的恰当安排。

研究伦理委员会

23. 研究开始前，研究方案必须递交至相关研究伦理委员会，供其考虑、评论、指导和批准。该委员会的工作必须透明，必须独立于研究者、申办者和其他任何不当影响之外，且应能胜任工作。委员会必须考虑本国和研究项目开展所在国的法律和法规，以及适用的国际规范和标准，但这些绝不允许削弱或取消本宣言提出的对研究受试者的保护。

委员会必须有权监督正在进行中的研究。研究人员必须向该委员会提供监督所需的信息，特别是关于任何严重不良事件的信息。未经该委员会的审查和批准，不得修改研究方案。研究者在研究结束后，应当向伦理委员会递交最终报告，包含对于研究发现的总结和结论。

隐私和保密

24. 必须采取一切防范措施保护研究受试者的隐私，并保守其个人信息的机密性。

知情同意

25. 有知情同意能力的个体作为受试者参加医学研究必须是自愿的。尽管同其家人或社区领导进行商议可能是合适的，除非他或她自由表达同意，否则不得将有知情同意能力的个体纳入研究中。

26. 涉及有知情同意能力受试者的医学研究，每位潜在受试者必须被充分告知：研究目的、方法、资金来源、任何可能的利益冲突、研究人员的机构隶属关系、研究预期的获益和潜在的风险、研究可能造成的不适，试验结束后的条款，以及任何与研究有关的其他信息。潜在受试者必须被告知有拒绝参加研究或随时撤回同意参加研究的意见而不会因此受到不当影响的权利。应特别关注个体潜在受试者对于特定信息的需求以及传递信息所用的方式。

在确保潜在研究受试者理解了告知信息后，医生或其他适当的有资格的人员必须寻求其自主的知情同意，最好是书面形式。如果不能以书面形式表达同意，非书面同意必须被正式记录并有见证。

所有医学研究的受试者有权选择是否被告知研究的一般性结局和结果。

27. 在寻求参与研究项目的知情同意时，如果潜在受试者与医生有依赖关系，或存在可能会受有压力而被迫表示同意的情况，医生应特别谨慎。在这些情况下，必须由一个适当的有资格且完全独立于这种关系之外的人来寻求知情同意。

28. 对无知情同意能力的潜在受试者，医生必须寻求其法定代理人的知情同意。上述潜在受试者绝不能被纳入到一个不可能带给他们益处的研究中，除非研究旨在促进该潜在受试者所代表的人群的健康，且研究不能用有知情同意能力的受试者来替代进行，同时研究仅造成最小风险和负担。

29. 当一个被认为无知情同意能力的潜在受试者能够做出赞同参加研究的决定时，医生除了寻求法定代理人的同意之外，还必须寻求该受试者的赞同意见。该潜在受试者做出的不赞同意见应予以尊重。

30. 研究涉及因身体或精神状况而不能做出同意意见的受试者时，如无意识的患者，唯有在阻碍给出知情同意的身体或精神状况是该研究人群的一个必要特征时，研究方可开展。这种情况下，医生应寻求法定代理人的知情同意。如果无法联系到法定代理人，而且研究不能延误时，研究可以在没有获得知情同意的情况下进行。前提是，研究方案中陈述了需要纳入处于不能做出同意意见情况下的受试者的特殊理由，且该研究已得到了伦理委员会的批准。研究者必须尽早地从受试者或法定代理人处获得继续参与研究的同意意见。

31. 医生必须完全告知患者医疗中的哪些方面与研究有关。绝不能因患者拒绝参加研究或决定退出研究而对医患关系造成不利影响。

32. 对于使用可识别身份的人体材料或数据的医学研究，例如，采用生物标本库或类似来源的材料或数据，医生必须寻求受试者对其采集、储存和 / 或二次利用的知情同意。可能有一些例外的情况，如对这类研究而言，获得受试者同意已不可能或不现实。在这样的情况下，唯有经研究伦理委员会审查并批准后，研究方可进行。

安慰剂的使用

33. 一种新的干预措施的益处、风险、负担和有效性，必须与被证明的最佳干预措施进行比较试验，但下述情况除外。

在不存在被证明有效的干预措施的情况下，使用安慰剂或不予干预是可以被接受的；或出于令人信服的以及从科学角度看合理的方法学上的理由，使用任何弱于已被证明的最佳干预措施有效性的干预措施、安慰剂或是不予干预，是确定一种干预措施的有效性或安全性所必需的。而且使用任何弱于已被证明的最佳干预措施有效性的干预措施、安慰剂或不予干预不会使患者由于未接受已被证明的最佳干预措施而遭受额外的严重风险或不可逆的伤害。

为避免此种选择被滥用，须极其谨慎。

试验结束后的规定

34. 试验开始前，申办方、研究者和试验所在国政府应针对那些研究结束后对试验中业已证实的有益干预仍有干预需求的受试者，就如何获取这些干预拟定条款。这些信息应在知情同意过程中向受试者披露。

研究注册及研究结果的出版和传播

35. 每项涉及人体受试者的研究在招募第一个受试者前，必须在公众可及的数据库上注册登记。

36. 对研究结果的出版以及传播，研究者、作者、申办者、编辑和出版方均负有伦理义务。研究者有责任公开涉及人体受试者的研究成果，并对其报告的完整性和准确性负责。相关各方应遵守已被接受的指南，进行符合伦理的报告。阴性的或未得出结论的研究结果应同阳性结果一样发表，或通过其他途径使公众可及。在发表物上应声明资金来源、机构隶属以及利益冲突。未能遵守本宣言原则的研究报告，不应被接受发表。

临床实践中未被证实的干预措施

37. 在个体患者的治疗过程中，若尚没有被证明有效的干预措施，或其他已知干预措施已经无效，医生在寻求专家意见后，并得到患者或法定代理人的知情同意后，如果根据自己的判断，该干预措施有望挽救生命、重获健康或减少痛苦，那么医生可以采用未被证实的干预措施。继而对该干预措施进行研究，旨在评价其安全性和有效性。无论何种情况，新信息都应被记录，并在适当情况下将其公开。

附录五　涉及人的生物医学研究
伦理审查办法

中华人民共和国国家卫生和计划生育委员会令第 11 号
中华人民共和国国家卫生和计划生育委员会 2016-10-21

第 11 号

《涉及人的生物医学研究伦理审查办法》已于 2016 年 9 月 30 日经国家卫生计生委委主任会议讨论通过，现予公布，自 2016 年 12 月 1 日起施行。

主任：李斌

2016 年 10 月 12 日

涉及人的生物医学研究伦理审查办法

第一章　总则

第一条 为保护人的生命和健康，维护人的尊严，尊重和保护受试者的合法权益，规范涉及人的生物医学研究伦理审查工作，制定本办法。

第二条 本办法适用于各级各类医疗卫生机构开展涉及人的生物医学研究伦理审查工作。

第三条 本办法所称涉及人的生物医学研究包括以下活动：

（一）采用现代物理学、化学、生物学、中医药学和心理学等方法对人的生理、心理行为、病理现象、疾病病因和发病机制，以及疾病的预防、诊断、治疗和康复进行研究的活动；

（二）医学新技术或者医疗新产品在人体上进行试验研究的活动；

（三）采用流行病学、社会学、心理学等方法收集、记录、使用、报告或者储存有关人的样本、医疗记录、行为等科学研究资料的活动。

第四条 伦理审查应当遵守国家法律法规规定，在研究中尊重受试者的自主意愿，同时遵守有益、不伤害以及公正的原则。

第五条 国家卫生计生委负责全国涉及人的生物医学研究伦理审查工作的监督管理，成立国家医学伦理专家委员会。国家中医药管理局负责中医药研究伦理审查工作的监督管理，成立国家中医药伦理专家委员会。省级卫生计生行政部门成立省级医学伦理专家委员会。县级以上地方卫生计生行政部门负责本行政区域涉及人的生物医学研究伦理审查工作的监督管理。

第六条 国家医学伦理专家委员会、国家中医药伦理专家委员会（以下称国家医学伦理专家委员会）负责对涉及人的生物医学研究中的重大伦理问题进行研究，提供政策咨询意见，指导省级医学伦理专家委员会的伦理审查相关工作。省级医学伦理专家委员会协助推动本行政区域涉及人的生物医学研究伦理审查工作的制度化、规范化，指导、检查、评估本行政区域从事涉及人的生物医学研究的医疗卫生机构伦理委员会的工作，开展相关培训、咨询等工作。

第二章　伦理委员会

第七条 从事涉及人的生物医学研究的医疗卫生机构是涉及人的生物医学研究伦理审查工作的管理责任主体，应当设立伦理委员会，并采取有效措施保障伦理委员会独立开展伦理审查工作。医疗卫生机构未设立伦理委员会的，不得开展涉及人的生物医学研究工作。

第八条 伦理委员会的职责是保护受试者合法权益，维护受试者尊严，促进生物医学研究规范开展；对本机构开展涉及人的生物医学研究项目进行伦理审查，包括初始审查、跟踪审查和复审等；在本机构组织开展相关伦理审查培训。

第九条 伦理委员会的委员应当从生物医学领域和伦理学、法学、社会学等领域的专家和非本机构的社会人士中遴选产生，人数不得少于7人，并且应当有不同性别的委员，少数民族地区应当考虑少数民族委员。必要时，伦理委员会可以聘请独立顾问。独立顾问对所审查项目的特定问题提供咨询意见，不参与表决。

第十条 伦理委员会委员任期 5 年，可以连任。伦理委员会设主任委员一人，副主任委员若干人，由伦理委员会委员协商推举产生。

伦理委员会委员应当具备相应的伦理审查能力，并定期接受生物医学研究伦理知识及相关法律法规知识培训。

第十一条 伦理委员会对受理的申报项目应当及时开展伦理审查，提供审查意见；对已批准的研究项目进行定期跟踪审查，受理受试者的投诉并协调处理，确保项目研究不会将受试者置于不合理的风险之中。

第十二条 伦理委员会在开展伦理审查时，可以要求研究者提供审查所需材料、知情同意书等文件以及修改研究项目方案，并根据职责对研究项目方案、知情同意书等文件提出伦理审查意见。

第十三条 伦理委员会委员应当签署保密协议，承诺对所承担的伦理审查工作履行保密义务，对所受理的研究项目方案、受试者信息以及委员审查意见等保密。

第十四条 医疗卫生机构应当在伦理委员会设立之日起 3 个月内向本机构的执业登记机关备案，并在医学研究登记备案信息系统登记。医疗卫生机构还应当于每年 3 月 31 日前向备案的执业登记机关提交上一年度伦理委员会工作报告。

伦理委员会备案材料包括：

（一）人员组成名单和每位委员工作简历；

（二）伦理委员会章程；

（三）工作制度或者相关工作程序；

（四）备案的执业登记机关要求提供的其他相关材料。以上信息发生变化时，医疗卫生机构应当及时向备案的执业登记机关更新信息。

第十五条 伦理委员会应当配备专（兼）职工作人员、设备、场所等，保障伦理审查工作顺利开展。

第十六条 伦理委员会应当接受所在医疗卫生机构的管理和受试者的监督。

第三章 伦理审查

第十七条 伦理委员会应当建立伦理审查工作制度或者操作规程，保证伦理审查过程独立、客观、公正。

第十八条 涉及人的生物医学研究应当符合以下伦理原则：

（一）知情同意原则。尊重和保障受试者是否参加研究的自主决定权，严格履行知情同意程序，防止使用欺骗、利诱、胁迫等手段使受试者同意参加研究，允许受试者在任何阶段无条件退出研究；

（二）控制风险原则。首先将受试者人身安全、健康权益放在优先地位，其次才是科学和社会利益，研究风险与受益比例应当合理，力求使受试者尽可能避免伤害；

（三）免费和补偿原则。应当公平、合理地选择受试者，对受试者参加研究不得收取任何费用，对于受试者在受试过程中支出的合理费用还应当给予适当补偿；

（四）保护隐私原则。切实保护受试者的隐私，如实将受试者个人信息的储存、使用及保密措施情况告知受试者，未经授权不得将受试者个人信息向第三方透露；

（五）依法赔偿原则。受试者参加研究受到损害时，应当得到及时、免费治疗，并依据法律法规及双方约定得到赔偿；

（六）特殊保护原则。对儿童、孕妇、智力低下者、精神障碍患者等特殊人群的受试者，应当予以特别保护。

第十九条 涉及人的生物医学研究项目的负责人作为伦理审查申请人，在申请伦理审查时应当向负责项目研究的医疗卫生机构的伦理委员会提交下列材料：

（一）伦理审查申请表；

（二）研究项目负责人信息、研究项目所涉及的相关机构的合法资质证明以及研究项目经费来源说明；

（三）研究项目方案、相关资料，包括文献综述、临床前研究和动物实验数据等资料；

（四）受试者知情同意书；

（五）伦理委员会认为需要提交的其他相关材料。

第二十条 伦理委员会收到申请材料后，应当及时组织伦理审查，并重点审查以下内容：

（一）研究者的资格、经验、技术能力等是否符合试验要求；

（二）研究方案是否科学，并符合伦理原则的要求。中医药项目研究方案的审查，还应当考虑其传统实践经验；

（三）受试者可能遭受的风险程度与研究预期的受益相比是否在合理范围之内；

（四）知情同意书提供的有关信息是否完整易懂，获得知情同意的过程是否合规恰当；

（五）是否有对受试者个人信息及相关资料的保密措施；

（六）受试者的纳入和排除标准是否恰当、公平；

（七）是否向受试者明确告知其应当享有的权益，包括在研究过程中可以随时无理由退出且不受歧视的权利等；

（八）受试者参加研究的合理支出是否得到了合理补偿；受试者参加研究受到损害时，给予的治疗和赔偿是否合理、合法；

（九）是否有具备资格或者经培训后的研究者负责获取知情同意，并随时接受有关安全问题的咨询；

（十）对受试者在研究中可能承受的风险是否有预防和应对措施；

（十一）研究是否涉及利益冲突；

（十二）研究是否存在社会舆论风险；

（十三）需要审查的其他重点内容。

第二十一条 伦理委员会委员与研究项目存在利害关系的，应当回避；伦理委员会对与研究项目有利害关系的委员应当要求其回避。

第二十二条 伦理委员会批准研究项目的基本标准是：

（一）坚持生命伦理的社会价值；

（二）研究方案科学；

（三）公平选择受试者；

（四）合理的风险与受益比例；

（五）知情同意书规范；

（六）尊重受试者权利；

（七）遵守科研诚信规范。

第二十三条 伦理委员会应当对审查的研究项目做出批准、不批准、修改后批准、修改后再审、暂停或者终止研究的决定，并说明理由。

伦理委员会做出决定应当得到伦理委员会全体委员的二分之一以上同意。伦理审查时应当通过会议审查方式，充分讨论达成一致意见。

第二十四条 经伦理委员会批准的研究项目需要修改研究方案时，研究项目负责人应当将修改后的研究方案再报伦理委员会审查；研究项目未获得伦理委员会审查批准的，不得开展项目研究工作。

对已批准研究项目的研究方案作较小修改且不影响研究的风险受益比的研究项目和研究风险不大于最小风险的研究项目可以申请简易审查程序。

简易审查程序可以由伦理委员会主任委员或者由其指定的一个或者几个委员进行审查。审查结果和理由应当及时报告伦理委员会。

第二十五条 经伦理委员会批准的研究项目在实施前，研究项目负责人应当将该研究项目的主要内容、伦理审查决定在医学研究登记备案信息系统进行登记。

第二十六条 在项目研究过程中，项目研究者应当将发生的严重不良反应或者严重不良事件及时向伦理委员会报告；伦理委员会应当及时审查并采取相应措施，以保护受试者的人身安全与健康权益。

第二十七条 对已批准实施的研究项目，伦理委员会应当指定委员进行跟踪审查。跟踪审查包括以下内容：

（一）是否按照已通过伦理审查的研究方案进行试验；

（二）研究过程中是否擅自变更项目研究内容；

（三）是否发生严重不良反应或者不良事件；

（四）是否需要暂停或者提前终止研究项目；

（五）其他需要审查的内容。

跟踪审查的委员不得少于 2 人，在跟踪审查时应当及时将审查情况报告伦理委员会。

第二十八条 对风险较大或者比较特殊的涉及人的生物医学研究伦理审查项目，伦理委员会可以根据需要申请省级医学伦理专家委员会协助提供咨询意见。

第二十九条 多中心研究可以建立协作审查机制，确保各项目研究机构遵循一致性和及时性原则。

牵头机构的伦理委员会负责项目审查，并对参与机构的伦理审查结果进行确认。

参与机构的伦理委员会应当及时对本机构参与的研究进行伦理审查，并对牵头机构反馈审查意见。

为了保护受试者的人身安全，各机构均有权暂停或者终止本机构的项目研究。

第三十条　境外机构或者个人与国内医疗卫生机构合作开展涉及人的生物医学研究的，应当向国内合作机构的伦理委员会申请研究项目伦理审查。

第三十一条　在学术期刊发表涉及人的生物医学研究成果的项目研究者，应当出具该研究项目经过伦理审查批准的证明文件。

第三十二条　伦理审查工作具有独立性，任何单位和个人不得干预伦理委员会的伦理审查过程及审查决定。

第四章　知情同意

第三十三条　项目研究者开展研究，应当获得受试者自愿签署的知情同意书；受试者不能以书面方式表示同意时，项目研究者应当获得其口头知情同意，并提交过程记录和证明材料。

第三十四条　对无行为能力、限制行为能力的受试者，项目研究者应当获得其监护人或者法定代理人的书面知情同意。

第三十五条　知情同意书应当含有必要、完整的信息，并以受试者能够理解的语言文字表达。

第三十六条　知情同意书应当包括以下内容：

（一）研究目的、基本研究内容、流程、方法及研究时限；

（二）研究者基本信息及研究机构资质；

（三）研究结果可能给受试者、相关人员和社会带来的益处，以及给受试者可能带来的不适和风险；

（四）对受试者的保护措施；

（五）研究数据和受试者个人资料的保密范围和措施；

（六）受试者的权利，包括自愿参加和随时退出、知情、同意或不同意、保密、补偿、受损害时获得免费治疗和赔偿、新信息的获取、新版本知情同意书的再次签署、获得知情同意书等；

（七）受试者在参与研究前、研究后和研究过程中的注意事项。

第三十七条　在知情同意获取过程中，项目研究者应当按照知情同意书内容向受试者逐项说明，其中包括：受试者所参加的研究项目的目的、意义和预期效果，可能遇到的风险和不适，以及可能带来的益处或者影响；有无对受试者有益的其他措施或者治疗方案；保密范围和措施；补偿情况，以及发生损害的赔偿和免费治疗；自愿参加并可以随时退出的权利，以及发生问题时的联系人和联系方式等。

项目研究者应当给予受试者充分的时间理解知情同意书的内容，由受试者做出是否同意参加研究的决定并签署知情同意书。

在心理学研究中，因知情同意可能影响受试者对问题的回答，从而影响研究结果的准确性的，研究者可以在项目研究完成后充分告知受试者并获得知情同意书。

第三十八条 当发生下列情形时，研究者应当再次获取受试者签署的知情同意书：

（一）研究方案、范围、内容发生变化的；

（二）利用过去用于诊断、治疗的有身份标识的样本进行研究的；

（三）生物样本数据库中有身份标识的人体生物学样本或者相关临床病史资料，再次使用进行研究的；

（四）研究过程中发生其他变化的。

第三十九条 以下情形经伦理委员会审查批准后，可以免除签署知情同意书：

（一）利用可识别身份信息的人体材料或者数据进行研究，已无法找到该受试者，且研究项目不涉及个人隐私和商业利益的；

（二）生物样本捐献者已经签署了知情同意书，同意所捐献样本及相关信息可用于所有医学研究的。

第五章 监督管理

第四十条 国家卫生计生委负责组织全国涉及人的生物医学研究伦理审查工作的检查、督导；国家中医药管理局负责组织全国中医药研究伦理审查工作的检查、督导。

县级以上地方卫生计生行政部门应当加强对本行政区域涉及人的生物医学研究伦理审查工作的日常监督管理。主要监督检查以下内容：

（一）医疗卫生机构是否按照要求设立伦理委员会，并进行备案；

（二）伦理委员会是否建立伦理审查制度；

（三）伦理审查内容和程序是否符合要求；

（四）审查的研究项目是否如实在我国医学研究登记备案信息系统进行登记；

（五）伦理审查结果执行情况；

（六）伦理审查文档管理情况；

（七）伦理委员会委员的伦理培训、学习情况；

（八）对国家和省级医学伦理专家委员会提出的改进意见或者建议是否落实；

（九）其他需要监督检查的相关内容。

第四十一条 国家医学伦理专家委员会应当对省级医学伦理专家委员会的工作进行指导、检查和评估。

省级医学伦理专家委员会应当对本行政区域内医疗卫生机构的伦理委员会进行检查和评估，重点对伦理委员会的组成、规章制度及审查程序的规范性、审查过程的独立性、审查结果的可靠性、项目管理的有效性等内容进行评估，并对发现的问题提出改进意见或者建议。

第四十二条 医疗卫生机构应当加强对本机构设立的伦理委员会开展的涉及人的生物医学研究伦理审查工作的日常管理，定期评估伦理委员会工作质量，对发现的问题及时提出改进意见或者建议，根据需要调整伦理委员会委员等。

第四十三条 医疗卫生机构应当督促本机构的伦理委员会落实县级以上卫生计生行政部门提出的整改意见；伦理委员会未在规定期限内完成整改或者拒绝整改，违规情节严重或者造成严重后果的，其所在医疗卫生机构应当撤销伦理委员会主任委员资格，追究相关人员责任。

第四十四条 任何单位或者个人均有权举报涉及人的生物医学研究中存在的违规或者不端行为。

第六章　法律责任

第四十五条 医疗卫生机构未按照规定设立伦理委员会擅自开展涉及人的生物医学研究的，由县级以上地方卫生计生行政部门责令限期整改；逾期不改的，由县级以上地方卫生计生行政部门予以警告，并可处以 3 万元以下罚款；对机构主要负责人和其他责任人员，依法给予处分。

第四十六条 医疗卫生机构及其伦理委员会违反本办法规定，有下列情形之一的，由县级以上地方卫生计生行政部门责令限期整改，并可根据情节轻重给予通报批评、警告；对机构主要负责人和其他责任人员，依法给予处分：

（一）伦理委员会组成、委员资质不符合要求的；

（二）未建立伦理审查工作制度或者操作规程的；

（三）未按照伦理审查原则和相关规章制度进行审查的；

（四）泄露研究项目方案、受试者个人信息以及委员审查意见的；

（五）未按照规定进行备案的；

（六）其他违反本办法规定的情形。

第四十七条 项目研究者违反本办法规定，有下列情形之一的，由县级以上地方卫生计生行政部门责令限期整改，并可根据情节轻重给予通报批评、警告；对主要负责人和其他责任人员，依法给予处分：

（一）研究项目或者研究方案未获得伦理委员会审查批准擅自开展项目研究工作的；

（二）研究过程中发生严重不良反应或者严重不良事件未及时报告伦理委员会的；

（三）违反知情同意相关规定开展项目研究的；

（四）其他违反本办法规定的情形。

第四十八条 医疗卫生机构、项目研究者在开展涉及人的生物医学研究工作中，违反《执业医师法》《医疗机构管理条例》等法律法规相关规定的，由县级以上地方卫生计生行政部门依法进行处理。

第四十九条 违反本办法规定的机构和个人，给他人人身、财产造成损害的，应当依法承担民事责任；构成犯罪的，依法追究刑事责任。

第七章 附则

第五十条 本办法自 2016 年 12 月 1 日起施行。本办法发布前，从事涉及人的生物医学研究的医疗卫生机构已设立伦理委员会的，应当自本办法发布之日起3 个月内向本机构的执业登记机关备案，并在医学研究登记备案信息系统登记。

附录六　有关药物临床试验伦理的网站

1. 世界卫生组织（WHO）官网：http://www.who.int/en/

2. 亚太地区伦理委员会论坛（FERCAP）管网：http://www.fercap-sidcer.org/index.php

3. 发展伦理委员会审查能力战略行动（SIDCER）官网：http://www.sidcer.org/new_web/index.php

4. 美国人体研究保护项目认证协会（AAHRPP）官网：http://www.aahrpp.org/

5. 国际人类用药注册技术要求协调会议药物临床试验质量管理规范（ICH-GCP）官网：http://ichgcp.net/

6. 国家食品药品监督管理总局（CFDA）官网：http://samr.cfda.gov.cn/WS01/CL0001/

7. 美国食品和药物管理局（FDA）官网：http://www.fda.gov/

8. 中关村玖泰药物临床试验技术创新联盟 / 中国药物临床试验机构联盟官网：http://www.gcpunion.org/web/static/catalogs/pc/